修了事例から学ぶ

主体性をひきだす訪問理学・作業療法

著者 三育会三軒茶屋内科リハビリテーションクリニック
中島鈴美　大島 豊　藤田真樹　長谷川幹

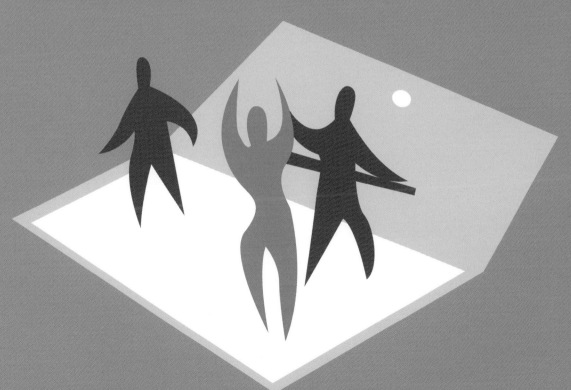

日本医事新報社

謹 告

本書に記載されている事項に関しては，発行時点における最新の情報に基づき，正確を期するよう，著者・出版社は最善の努力を払っております．しかし，医学・医療は日進月歩であり，記載された内容が正確かつ完全であると保証するものではありません．したがって，実際，診断・治療等を行うにあたっては，読者ご自身で細心の注意を払われるようお願いいたします．
本書に記載されている事項が，その後の医学・医療の進歩により本書発行後に変更された場合，その診断法・治療法・医薬品・検査法・疾患への適応等による不測の事故に対して，著者ならびに出版社は，その責を負いかねますのでご了承下さい．

はじめに

　2000年に介護保険法が施行され，2017年には介護保険法の改正，2018年度には介護報酬改定が行われ，生活期の療法に関わる療法士と他職種との連携など，議論がなされている。生活期の療法は訪問・通所リハビリテーションの内容に特徴がないことも指摘されており，訪問療法の質や関わり方が問われている。退院直後，今までと違った身体の状態に戸惑う本人の生活に直面する訪問療法では，身体能力の向上を主な目的とした関わりから始まる。本人が生活における目標に主体的に参加するにはどのように働きかけていけばよいか，その手掛かりをみつけるのは難しく，長期に療法を続ける結果になっていることも否めない。

　訪問療法では，具体的な目標に向かって活動・参加することが必要だが，その前提として，専門職の評価に基づく予後予測と本人が主体的に取り組める目標設定，本人との関係づくりが鍵となる。本人が主体的に考え動くための支援とはどのようなものなのか，どのような場面がそのきっかけにつながるのか，筆者自身，長く訪問療法に関わる中で模索が続き，悩む日々である。

　三軒茶屋内科リハビリテーションクリニックでは，障害の重症度や年齢にとらわれず，どのような関わりで本人の生活が変化していくか，全事例を対象に，週3日全員が出席するカンファレンスで能力向上の予測，自己管理，当初の目標について，訪問の頻度や提供時間，継続・修了の意味づけなどを踏まえて検討している。スムーズに進む事例ばかりでなく，長く関わる事例もあり，これらの実践が訪問療法の今後の取り組みにつながればと考え，事例を含めてまとめるに至った。その過程で，スタッフにとっても新たな視点や気づきもあり，本人が生活の中で主体的になれる場面を見出すことの難しさを改めて実感している。

　本書が，生活期における訪問療法士の関わりについて，医師，看護師をはじめ地域関係機関の方の理解につながると同時に，少しでも多くの療法士に読んでいただき，このような取り組みへの忌憚のないご意見をいただければ幸いです。

　最後に，本書をまとめるにあたり，事例提供を快くご承諾いただきました皆さまに心より感謝申し上げます。

2019年11月　　中島鈴美

目次

1章 障害者，高齢者の主体性と訪問療法　1

2章 訪問診療・療法に関わる職種の視点　15
1. 訪問診療・療法の視点　16
2. 医師の視点　19
3. 理学療法士の視点　22
4. 作業療法士の視点　28

3章 訪問療法における主な疾患　39
1. 脳血管疾患　40
2. 高次脳機能障害　54
3. 大腿骨近位部骨折　63
4. パーキンソン病関連疾患　72
5. 廃用症候群（生活不活発病）　87

4章 事例紹介　93
1. 心理的不安が強かったが自己管理が定着し，外出へつながった事例　94
2. 発症から3年経過し，自主練習の見直しをした事例　102

3	目標の共有化で自主練習が定着し娘の結婚式でバージンロードを歩いた事例	109
4	高次脳機能障害を呈した60代女性が家事役割を獲得した事例	127
5	重度片麻痺と高次脳機能障害の男性の社会参加を長期支援した事例	137
6	高次脳機能障害に左大腿切断を合併した左片麻痺の事例	151
7	脳外傷による四肢麻痺で23年経過した事例	161
8	2回の大腿骨頸部骨折後，在宅生活を継続できた事例	170
9	80代で変形性膝関節症の手術前後の訪問理学療法で復職につながった事例	180
10	発症後20年経過したパーキンソン病の事例	188
11	進行性核上性麻痺による身体機能低下を方法を変えながら支えた事例	195
12	廃用症状のため外出が困難になった高齢者の事例	209
13	化膿性脊椎炎と廃用症候群の回復から本人の希望が実現した事例	216
14	段階的な理学療法と多職種協働により近所歩行まで可能になった事例	225

5章　他事業所との関わりと地域活動　　235

6章　訪問療法実績報告　　245

索　引　　253

執筆者一覧

中島鈴美(Suzumi Nakashima)／世田谷区高齢福祉部介護予防・地域支援課／理学療法士

1978年 国立療養所東京病院附属リハビリテーション学院卒。日産厚生会玉川病院，桜新町リハビリテーションクリニックを経て，2011年 三軒茶屋リハビリテーションクリニック勤務。18年より現職。

大島　豊(Yutaka Oshima)／三育会三軒茶屋内科リハビリテーションクリニック理学療法士

1999年 東京都立医療技術短期大学卒。横浜旭中央総合病院を経て，2004年より桜新町リハビリテーションクリニック，11年より三軒茶屋リハビリテーションクリニックに勤務。18年 クリニックの名称変更により現職。

藤田真樹(Maki Fujita)／三育会三軒茶屋内科リハビリテーションクリニック作業療法士

1999年 茨城県立医療大学卒。横浜市立大学，茨城県立医療大学，川崎市社会福祉事業団を経て，2011年 三軒茶屋リハビリテーションクリニック勤務。18年 クリニックの名称変更により現職。

長谷川幹(Miki Hasegawa)／三育会三軒茶屋内科リハビリテーションクリニック院長

1974年 東京医科歯科大学医学部卒。整形外科を経て，日産厚生会玉川病院に勤務。98年 桜新町リハビリテーションクリニック院長。2011年 三軒茶屋リハビリテーションクリニック院長。18年 クリニックの名称変更により現職。

1章
障害者，高齢者の主体性と訪問療法

1章 障害者，高齢者の主体性と訪問療法

中島鈴美

　訪問療法に関わる療法士は，評価をもとに心身機能と生活での不便さを結びつけ，生活面における目標や興味など関心のあることについて「本人が考えて決める」意思決定や行動を支援し，当面および，将来の目標として本人と共有することから関わりが始まる。また，本人が主体となる生活の質に視点を切り替えた関わりへの転換が必要で，動作や日常生活活動（activities of daily living；ADL）ができるように，本人の持っているプラスの力に注目し，自ら主体的に取り組むことが求められている。障害のある人にとって，発症から間もない時期は今までと違う生活の中で機能回復に期待し，以前の健康だった頃に回復することを思い描きつつも，現実の生活に向き合いながら日々暮らす中で，いつになったら普通の生活ができるようになるのだろうと期待と不安が交錯する生活期における本人の心理面への配慮も重要である。

　近年は，地域包括ケアが推進され，介護予防の視点も踏まえて地域での様々な活動も視野に入れ，障害のある人が主体的な生活を展開できるよう支援する役割も求められている。

　本章では，障害のある人の主体性について，本人の心理，療法士との関係，訪問療法の修了，自己管理への取り組みなど訪問療法士の関わる視点を述べる。

1 本人の心理

1）本人の言葉から

　訪問中の会話から，「今は介護度が3だけど，今度の更新で2や1になったら困る」と状態が良くなっていくことを希望しながらも，介護度が軽くなることは受け入れがたいといった矛盾する気持ちがみられる。また，自身の状態は健康だったときに比べると良くなっていない，回復していないのに介護度が軽くなったとは認められないといった心理状態が根底にあると推測する。周囲の目を気にする，周囲の人と比べる，迷惑をかける，近所の人には見られたくないなど以前と

違う状態に自信をなくし，退院後，1～2カ月すると「入院中より悪くなったような気がする」という発言もあり，障害のある生活を受け入れることがなかなか難しいことが理解できる。発症から20年経過した脳外傷の方と，なんとかトイレ動作が1人でできるように練習を進めていたときに，思わず「もう，こんな人生嫌なんだよ」と，これまでの本人の気持ちが一気に噴き出した発言に，これからどのように進めればよいか，どのような言葉を返したらよいか療法士として迷ったことがあった。

このように，これまでの状態との違いに戸惑う気持ちは，自宅や家族という安心できる環境にいても同じように感じることがある。家族は健康で，本人にとっては，誰かに頼まなければ不安という毎日の暮らしの中で，「どうして自分だけが…」と追い詰められるような心理になり，時には孤独さえ感じ，いらいらするなど不安定な心理状態にもなる。当初難しかった動作もしだいにできるようになり，周囲からは「良くなった」と言葉をかけられるが，麻痺や障害が残る疾患では，できることは増えても麻痺の回復を諦めている訳ではないという気持ちを持ち続けていることも療法士は受け止めておかなければならない。療法士とのやり取りの中でも「以前のように」「普通の生活」という言葉が聞かれ，それゆえに療法士は入院中から"治してくれる人"という存在になっていく。療法士への依存関係から，本人が主体となる関係づくりへの転換が重要である。

2 依存関係からの転換

1) 支援観の転換（表1）

本人は，機能障害を改善し，回復することに期待が大きく「元のように動けるようになりたい」「動けさえすれば」と思い，治してほしいと療法士に依存し，療法士もその期待に応えようと，互いに依存関係に陥る。療法士は活動や参加につながることを模索するが，関係が長期になると，本人が主体となる活動，参加を

表1 支援観の転換

- 治りたい，治してくれるという依存関係の見直し
- 「できない」から援助ではなく，できないところを援助。何を援助してもらいたいか，援助するところかを共有することが重要
- 「できない」と言っていたのが，徐々に「そこまでならやってみる」と変わるのに年単位を要す

表2 「待つ」という姿勢の必要性

- 小さなできること（目標）を一緒に進めていくことで，できたという自信をもつ
- 変化に自らも気づき意識できるよう療法士は普段から問いかけが重要
- 自分で決める，考える過程が重要
  経過を振り返り，自分の言葉で伝えることができる，本人が考え行動することをサポート
  →「待つ」「間」の必要性

展開するきっかけがつかめずに経過していくことになる。どのようにできなくなったか，どんなことを解決したいかなど本人が目標とする生活のイメージを療法士が共有し，本人との依存関係から転換する関係づくりが重要である。目的を達成するためには，「ここまでは自分でやりましょう。どこを手伝いましょうか」と，獲得した動作がどの部分で活用できるか本人と相談し，自己決定を支援することが必要である。

療法士には本人が考えることを意識した働きかけが必要となるが，初めから具体的な目標や振り返りがスムーズに進むとは限らない。その際に療法士は，本人から言葉を引き出そうと誘導しがちだが，本人が考える時間をとるための「間」や「待つ」という姿勢が重要である。そのとき答えが出なくても次週に，1カ月後にと，本人にとって必要な時間をとることが必要である。「では，少し時間をおいて考えてみましょう」と伝え，計画書などを作成する前に「具体的な目標について考えていただけましたか」と何気なく話題にして，本人が考えるよう働きかける。そして，本人が考えた目標は身の回りの小さなことでも尊重することで，「自分で考えた目標」が「できた」「達成した」という積み重ねが自信につながっていく。療法士は，目標を達成したことを本人と振り返り，どのようなことが変わったか本人も変化に気づくように普段から問いかけることが重要となる。このように本人が考え，決めるという過程で，「間」や「待つ」という姿勢が必要で，本人が自分の言葉で伝えられるように働きかけることが重要である（表2）。

2) 主体性を発揮する視点（表3）

療法士に「できなくなったから，やってもらって良くなる」という意識（依存）を転換し，本人ができないと思っていたことに療法士とともに取り組み（体験），自信を回復していき，小さなことでも自分で決める，相談して決めるなど本人を主体とした関わりが重要となる。具体的な関わりとして，身近なできる体験を少

表3 主体性を発揮する視点

- 「やってもらう」という意識を転換することから始まる

  依存（できない）→ ともに体験（自信の回復）→ 自分で決める（主体的）

- プラスの言葉や主体的な言葉が出るような働きかけ（問いかけと本人の考えの言語化）
- プロセスを可視化し本人と共有することが重要
- 自分で生活をデザインする（今日，明日，1週間〜）

しずつ積み重ねる，本人が考えやすい選択肢を提示する，周囲の人と一緒に行動することを勧める，役割を依頼する，環境を整えるなどである．療法士は，本人の心理面に配慮し，変化，達成できたことなど経過を共有し，本人から「○○しようと思う，したい」など主体的な言葉が出るように肯定的な問いかけを心がける．本人の言葉や振り返りがどのように変化し，興味，関心を持っていることへ展開していくか粘り強く観察し，関わることが重要である．

このような周囲の働きかけにより，「明日は○○をしよう」「来週は○○の予定がある」など1日，1週間と徐々にその期間を広げて自分の生活を自分で考えてデザインしていくことで主体性が構築されていく．しかし，病気になった直後，あるいは1年，2年の人は，その日その日が精一杯で，1週間先のことも現実と結びつけて考えるのが難しいことが多い．自分で生活をデザインするようになるには，時には年単位という時間も必要で，療法士は焦らずに本人がイメージできる単位の期間を徐々に提示していくことが必要である．

療法士との関わりで，本人が考えて言葉を発するには，「できない」に対して「大丈夫ですよ．がんばりましょう」と励ますだけでなく，肯定的に考えられる言葉かけが重要になる．

3 本人への言葉かけ

療法士は，本人・家族とコミュニケーションする中で，本人の気持ちを分析しながらプログラムを進めている．その際，マイナスに受け取られる言葉かけかプラスに受け取られる言葉かけかにより，本人のやってみようという気持ちを後押しできるかどうかに影響する．否定的な言葉を肯定的な言葉に置き換えることが重要である．「…できないから…ができない」という例を挙げると（表4），筋力測定の結果で，臀筋筋力がレベル2か3で，立ったり歩くことが安定するには筋力

表4 本人の言葉と肯定的な言葉かけ

本人の言葉	言葉かけ
○○しなくてはならない	○○もありますね（置き換え）
…できない	…できそうと思うことは？
…でさえあったら	できるところからやってみよう
…できないから…ができない	…ができるようになると…が変わる
何もできなくなった	変わったことはどんなこと？
何もない。あなたが決めて	いつもどんなことをやっている？
…が痛い，…が悪い	今までどんな方法で対応したか，どうしているか

　の向上が必要という場合，「この筋力では，歩くときにふらつきますね」と伝えるのと，「お尻の筋力がもう少し強くなるとしっかり歩くことができますよ」「今の筋力はレベルで言うと5段階のうちの3です。まずは4に上げるよう練習をしましょう」と伝えるのと，どちらがやる気になるだろうか。本人が「やってみよう」と思う肯定的な言葉に置き換えて伝えることが重要である。

　また，「今日の調子はどうですか」との問いかけに対して「どこどこが痛い。いつもこんな感じだ」と本人が答えることも多い。「今までそういうときはどういうやり方でやってきましたか」と問いかけ，「そういえば，こんなことをやった」と一緒に振り返り，対処方法を身につけていくための働きかけが必要である。これは自己管理にもつながる。このように，本人が考える言葉に置き換え，プラスに切り替えられるよう伝えることが重要である。動作能力の向上を図りながら，このような日々のコミュニケーションの積み重ねにより，徐々に本人の発言にも変化が生じるその機を逃さない観察力が重要である。

　このようなコミュニケーションをとりながら進める中で，療法士がどんなことを考えて関わっているかを伝え，理解してもらうよう働きかけ，訪問療法を展開するきっかけを逃さないよう本人の発言の変化など注意深く観察する。

4　療法士の考えを伝えるタイミング

　訪問療法開始後，練習を積み重ねる中で療法を次のステップへ展開する時期を考えるが，その時期をつかめずに，目標達成後も本人は「ずっと来てもらいリハビリを続ける」と考えていることが多く，展開の糸口を見出せず悩むことも多い。そのようなとき，本人と経過を振り返り，次のステップへと進めるための話題を

提供し，療法士の考えていることを伝えるタイミングとしては，以下がある。
　①本人の役割が定着しそうなとき
　②プログラムの内容に新たな内容が追加されたとき
　③発症後と現在の様子を照らし合わせるような発言が出たとき

1）本人の役割が定着しそうなとき

- 対象者：60代，女性。脳梗塞発症から6年7カ月，訪問開始から5年，左片麻痺，高次脳機能障害による注意障害，左半側空間無視，左上腕骨骨折。
- 通所介護，訪問介護利用。
- 「歩けない。左手が動かない」という発言がある。

　高次脳機能障害を合併し，左半側空間無視など障害が著明な状態から，調理したり地域のコンサートで賛美歌を披露するなど本人が主体となる参加が定着した頃，「現在の回復は何％くらいですか」と聞くと「2～3％」と答え，やりたいことについて発言があるが，「歩けない。左手が治っていない」と麻痺の回復に関する発言もあった。本人のできることが増えていても，麻痺の回復が本人にとって目標となっていると考え，療法士から「毎回の訪問時に試してみたいことを考えてもらえますか。それを一緒にやってみようと思います」と提案した。考えが浮かばないときは，療法士から「今日は外を歩く，部屋の中で練習する，どちらにしますか」と提案し，選択してもらって進めた。夕食を毎日つくるなど生活の中での役割は変化していたので，ほかの脳卒中の人がどのようにリハビリを進めているか，終わる人もいることなど話題を提供する。「終わる人もいるんですか」と本人はびっくりした様子だったが，「それでもいいのかな」と感想を話す。療法士からは「できないこともあるけれど，できるようになったこともたくさんありますね。今の状態なら，自分で考えてできることを増やせるように思います。難しいと思ったことを一緒にやってみましょう。しばらくは状態の確認をするために訪問し，滞在時間も短くしてみようと思います」と提案した。その後，スーパー内の階段やエレベーターの利用，店内を歩くなど自宅と違う環境での練習の希望があり，「なんとかなっているけれど，時々みてほしい」という要望も受け，訪問頻度と滞在時間を変更し，現在は理学・作業療法が交替で月1回20分の訪問でフォローしている。

2) プログラムの内容に新たな内容が追加されたとき

- 対象者：70代，女性。脳梗塞発症から3年7カ月，訪問開始から2年9カ月，右片麻痺，右上腕骨骨折，通所介護利用。
- 自宅ではトイレ以外は歩く機会はなく，ベッド上で横になる時間が長い。

　自宅では，トイレに行くときに歩く程度にとどまっていたことから，新たな場面で歩くことを体験し，歩行能力の可能性について評価することを目的に，自宅前の路地の歩行を実行したところ，予想より安定していたため，装具の変更が検討できることを本人に伝える。路地を歩いたあと，一緒にいた長男に「お兄ちゃん，今日は赤飯にしようか」と話しており，本人にも希望が持てたと感じた。その後，自宅での作業などの提案に徐々に前向きな発言が増え，片手で手芸をしたり，書字練習にも取り組むようになる。新たな装具を作成したときに，今後はトイレまでの歩行にとどまらず，徐々に歩く機会を増やせるか，など療法士が考えていることを伝え，「まずは歩く機会を増やし，体力を伸ばすことを考えましょう」と，どのように伸ばしていけるか自分でも考えることが必要と説明する。そのうえで，将来的に目標を達成し，本人の状態も変化してきたら，療法士の訪問頻度も変わっていくことを伝えると，「理学療法士と作業療法士がずっと来てくれるとよい」という発言があった。「理学療法士と作業療法士がずっと来ることは目標にはならないのでは？　リハビリを始めたときの目標は何だったか考えてみましょう」「頻度は少なくなっても，経過をフォローする目的で訪問を受けている人もいます」と説明する。

　それから3カ月後，起きている時間やトイレ以外に歩く場面は増えており，1年前を振り返っても，「随分変わった」と自覚している。

3) 発症後と現在の様子を照らし合わせるような発言が出たとき

- 対象者：70代，女性。脳梗塞発症から2年3カ月，訪問開始から1年2カ月，右片麻痺，右変形性股関節症，両膝関節変形症，通所介護利用。

　「今まで気にならなかったところに痛みを感じるようになった」「病院に入院していた頃は，この先は何もない，家に帰ってからもずっとそう思っていた」と話すことが増えてきたので，療法士から，徐々に動くことが増えると，動かし方も変わり，そのことにより今まで感じなかった感覚など変化が生じる，今後も様々な動作を行うようになると感覚が変わってくる可能性があることを説明する。そ

して，これまでの練習の積み重ねを普段の生活にどんなふうに取り入れていけるか，活かせるのか考えて進めていることを伝える。

「麻痺側の感覚や重たさが変わることに『どうなっているのだろうか』と不安な気持ちにもなる」「自分もそのうち良くなると思っていたが，2年が過ぎて，この先どうなるんだろう，このままなのかな，などと考えるようになった」という訴えがあり，「これまで，そのような感覚が長く続くことはありましたか」と聞くと，数日で和らいでいくと答えたことから，できることも増えてきており，このまま様子をみてもよいという気持ちになれるのではないか，と療法士の考えを伝える。そのうえで，「では当面，1カ月ごとの目標を立ててみるのはどうですか。まずは普段，自分でやっている練習が1カ月後に5割程度，2カ月後には7割程度できるという目標を立てるのはどうですか」と具体的な達成目標を提案した。現在，療法士の訪問時に歩く範囲を本人に決めてもらい，以前は「台所には行かない」と言っていたが，「台所まで行けるかな」と試してみたい気持ちに変化してきている。

発症から1年経過していても，療法士の説明を具体的にイメージすることが難しく漠然としている場合もある。療法士は，伝えたことがどのように受け止められているか質問し，本人からの言葉によって確認することが必要である。

訪問療法を本人が主体的に動くように展開するきっかけは，生活状況や能力を評価する中で，本人の発言に注目し，療法士が考えていることを伝えるタイミングを逃さない観察力が重要となる。

本人の状況や発言の変化に気づいたことを，他サービスと連携して展開していくうえでリハビリテーション会議や担当者会議における療法士の報告は重要である。

5 地域における会議での報告（表5）

在宅サービス関連者間で行われるリハビリテーション会議や担当者会議では，互いのサービスの確認にとどまらず，本人の状態を理解するために，状況やサービスの経過と取り組みを共有することが重要である。療法士はそのことを踏まえて，情報提供することが重要となる。

本人の状態については，療法士の評価したことを，できるだけ日常生活場面と結びつけた説明が必要である。麻痺の回復状態や筋力，歩行状態など多くの用語を使用するが，言葉の意味が伝わらずに説明が続くと，結果として状態の共有に

表5 会議における療法士からの報告

- 療法士の評価と状態を生活と結びつけて説明
  - 回復段階と筋力の違い
  - 高次脳機能障害，感覚障害など，ADL場面における影響
- 療法士のプログラムの意図を説明
- 他サービスと協働が可能な場面の提案
- 目標達成と修了についての見通しを伝える

なっていないことになる。例えば，骨折などにより筋力が低下している場合は，力をつけるという意味で筋力強化が必要だが，脳卒中の麻痺は，筋力低下による麻痺ではないこと，高次脳機能障害や感覚障害など見た目にはわからない障害があり，集中することが難しいことや入浴時の様子など具体的な場面もイメージして説明し，そのうえで注意点などを伝える。状況によっては，本人を交えて実際の場面で動作の確認を行う。また，療法士がケアプランの目標を念頭に，どのような目的でプログラムを取り入れて進めているかを説明し，他サービスの中で協働して取り組める場面など検討する。経過を踏まえて，訪問療法の修了について見通しを伝え，療法士から修了に向けた担当者会議開催を提案し，修了後の他サービスへ引き継ぐ内容など共有する。

6　訪問療法修了

　訪問療法は本人と目標を立てて進めるが，本人の最終目標は，杖を使わず，車椅子を使わず普通に歩けるようになりたい，また，手が使えるようになりたいなど元気な状態を意図としていることが多い。目標達成後も，「では，卒業ですね」という言葉に「続けなければ寝たきりになる」と思い，「ずっと来てほしい」と訪問療法が終わることに不安が大きく，また，療法士も「維持するために続ける」として修了のタイミングを切り出せず続ける例も多くある。これからリハビリの練習を頑張って良くなることを期待しているとき，終わりがあることは切り出しにくいかもしれないが，生活の不便さと身体の状態を結びつけて，安定した動作となるための効率の良い練習方法を考え，生活に活かせるよう本人の目標にともに取り組む職種であること，本人の努力も重要な要素となることを説明する。目標の達成状況をみながら，訪問頻度や修了を検討していくことを伝える。

　このような説明は，訪問療法開始後も適宜行い，互いの考えを伝え合い，合意を得ることが重要である。担当者会議などを通して，訪問療法の修了について周

囲関係者の理解を得ておくことも必要である。

　訪問療法が「終わる」ことを「終了」「卒業」と伝えることもあるが，当クリニックでは，「終了」は入院，入所などで目標以外の要因で終わる場合として使い，当初の目標達成や役割の定着，外出などで終わる場合を，これまでの成果を修めるという意味で「修了」とし使い分けている。

　訪問療法では，プログラムにも一定の流れをつくり，当初は療法士から「次は○○をやりましょう」と誘導していくが，修了を検討する時期には「今日はどの練習から始めましょうか」「何回やりますか？　いつも何回やっていますか」と本人が選択して進めるよう働きかける。このことは，練習がどのくらい意識づけされているか，修了に向けて具体的で有効な指標となる。療法士自身も「終わって悪くなったら」と，修了に踏み切れないこともある。間隔を空けて訪問し，訪問時には，こちらからプログラムを提示するだけではなく，本人に気になる動作など提示してもらい，それを確認・助言する働きかけ，本人に任せても大丈夫かどうかの視点を持つことが重要である。訪問療法開始から段階を追って目標達成後，新たな目標がいくつか挙がり，訪問を継続することもあるが，目標達成のための手段や情報を提供し，それまでに行った練習や助言を活かして自分でも目標を展開できるよう働きかけることも重要である。

　修了前には訪問頻度を毎週の訪問から隔週，月1回，2カ月に1回に変えて，療法士が訪問しない間，外出や運動，役割などが継続できるか自分でもやってみる期間を設け，訪問時に確認，助言して本人の不安を解消する。滞在時間も，60分，40分，20分と変えていき，練習や確認の内容を絞り込むなど，本人の変化を見ながら調整していくことが必要である。

　身体能力が向上し，自己管理ができるようになり，修了を考えていてもスムーズに進むことばかりではなく，時間をかけ根気良く関わることが必要である。本人が興味を持つ活動や役割など主体的に参加できる生活環境も視野に，修了の方向性を探っていくことが重要である。

　重度の障害があり，本人・家族のケアでは二次的機能障害を起こしやすい場合や，要介護者同士の高齢者世帯，予後に自信がなく心理的な不安が大きい場合，高次脳機能障害を合併している場合など，訪問の頻度を減らして状態をみながら長期に関わることが必要な事例もある。

7 自己管理

　障害のある人や高齢者が健康に生活するうえで，基本的な生活リズム，服薬，食事，運動など自分で健康管理をすることは重要である．自己管理の内容については，訪問療法担当者のみならず，医師，訪問看護師，通所サービスなどそれぞれの担当者の視点から助言確認が行われるが，ここでは，療法士が在宅において障害のある人の能力を向上するために関与する，身体能力につながる自己管理について述べる．

　在宅での訪問療法は週1，2回で対応することが多く，その日以外は通所サービスを利用することもあるが，療法士による練習に加え自身でもできる運動を取り入れ，痛みや変形など二次的機能障害を予防するための方法を習得することが重要となる．そのため，身体の特徴，運動の目的と効果を説明し，本人の生活リズムを把握し，普段の生活の中でどの場面であれば取り入れられるか本人と相談して決めていくことが必要である．ベッド上で行うことが負担にならないか，運動の種類や回数はどのくらいから始めるのが適切かなど，数回の訪問で確認し，自主練習の目安を立てる．初めは数回，数種類と療法士からみると物足りないぐらいの回数を提示し，本人にとって「このくらいならやれる」という感触をつかんでもらうことが重要である．そして，運動により立位が安定したなど結果を効果として本人に伝えることも継続の意欲をもたらす要素となる．

　療法士が訪問したときは頑張って多くの運動ができていても，自分1人で行うとなると運動時の姿勢が変わったり，無理な力が入り痛みが生じることがある．発症後の長期の経過において，不自由な中で自分なりの方法で身体を使い運動を行うと，左右の不均衡による偏った使い方から痛みや変形，動作の不均衡などを生じることがあり，運動について本人に任せる際は，痛みなど二次的機能障害に関する理解が重要である．

　身体の状態について本人も自分で意識することが重要であるが，自分の身体の状態をすべてケアするのは難しい場合もある．療法士は療法士のフォローが必要な内容と本人へ任せる内容を見極め，自己管理へと結びつけることが重要である．例えば脳卒中の場合，左右の筋が不均衡で，麻痺側の筋の硬さが強い場合，歩いたあとや夢中で作業をしたあとの手足のケアの方法を伝える．活動量が増えたり麻痺の状態が強いと関節や筋の硬さは増し，徐々に歩きにくさや背中の変形，痛みなどを生じることが予想される．当初はこうした症状は出にくいため，自分で意識することの重要性は認識されにくいが，予測される症状の説明，動か

し方やケアなど，療法士による確認や具体的な助言が必要となる．本人の活動状況をみながら，麻痺側のみならず非麻痺側にも痛みなど変化がないか，定期的に経過をみていくことも必要である．

失語症，失行症などがある場合は，身体をゆっくり動かすイメージが難しいため，勢い良く身体を動かしがちで，長期になると腰痛などを起こしやすいので注意が必要である．

運動について，「やっていますか」と確認する際，本人が意識化できているかあいまいな場合は，本人の言葉で書き出してもらって内容の確認を行い，難しい点については修正し共有することが必要である．時に，本人に，「今の状態は思い描いている様子のどのくらいまで到達していますか」「自主練習の実施具合について，自分で採点するとしたら何点，または何割くらいできていると思いますか」と声かけし，どこが足りないと思っているか聞き取る．そのうえで，足りないと思っていることを目標にするなど，本人が言葉として発するよう働きかけ，自己評価を意識させる．

このほか，買い物や興味のあることでの外出，散歩など，1日，1週間の単位でどのくらい外に出る機会があるか，人と交流する機会があるか，日課として行っていることがあるかなど生活リズムと関連づけて自己管理へと働きかける．

自己管理の習得状況，状態など生活リズムの安定を踏まえ，訪問療法の頻度を変えて経過をみる，または修了を検討するなど本人に任せるような働きかけを行う．

8　主体性の構築について

療法士が仕事を始めた当初も，先輩のサポートが必要な時期（介助）がある．先輩はどこができないのか，どういうふうにやればできるのか考えながら評価し，ある部分は任せる，難しいところはサポートするという見守る時期（見守り）に変わっていく．最終的には自分で考え，役割や責任のある仕事を持つなど自主的な動きに任せる段階（自力）に至る（図1）．その積み重ねにより，行動や発言が主体的になっていく．自分で考え行動する中で，難しい場合は相談して決めることである．

このように考えると，主体性の構築については，障害のある人だけでなく自分達にとっても同じような過程があり，その状況に合わせた関わりを考えることで，障害のある人がどのように変わっていくか理解できるのではないだろうか．

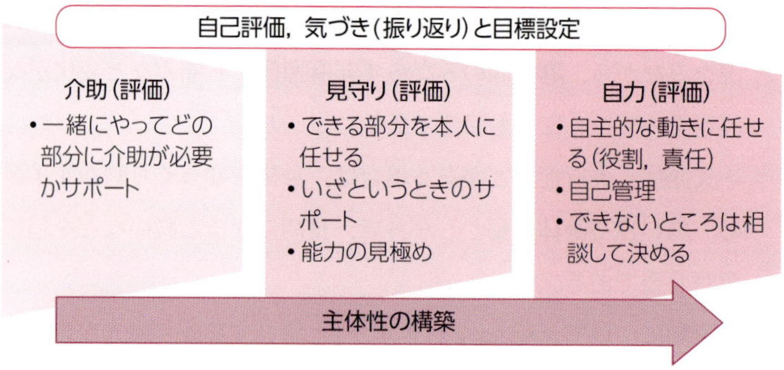

```
┌─────────────────────────────────┐
│  自己評価，気づき(振り返り)と目標設定  │
└─────────────────────────────────┘

介助(評価)          見守り(評価)         自力(評価)
・一緒にやってどの    ・できる部分を本人に   ・自主的な動きに任せ
 部分に介助が必要     任せる              る(役割,責任)
 かサポート         ・いざというときのサ   ・自己管理
                   ポート              ・できないところは相
                  ・能力の見極め         談して決める

                ━━━━━ 主体性の構築 ━━━━━▶
```

図1 主体性の構築と関わり方

　周囲の関わる人は，今まで何気なくできていたことが難しくなり，もどかしくなったという本人の心理に配慮し，障害があっても多くの可能性があることを念頭に，障害のある人も自分達もともに主体性が構築されていくという視点を持って考え，行動する姿勢が求められる。

参考
・和田真一,他：障害のある在宅脳損傷患者の長期的な回復につながる主体性の概念. 対人援助学研究. 2018；7：71-8.
・長谷川幹：主体性をひきだすリハビリテーション. 日本医事新報社, 2008.

2章
訪問診療・療法に関わる職種の視点

2章 訪問診療・療法に関わる職種の視点

1 訪問診療・療法の視点

中島鈴美

　訪問診療・療法においては，病態，経過について訪問リハビリテーション指示書，診療情報など医師の指示の下に療法が行われ，かかりつけ医は内科をはじめ，神経内科，整形外科と多岐にわたる。

　診療は，外来，訪問診療を通して，毎月〜数カ月の頻度で行われるが，訪問療法士の訪問時と医師の訪問時の身体の訴えや心理など違いもある。療法士の訪問時の様子と医師の診療時の様子を突き合わせて状態の評価，把握が必要で，医師，療法士双方の視点を共有して取り組むことが望ましい。そのことにより本人への関わり方が広がり，単独では気づかなかった視点など気づきとなる。最近では，リハビリテーションマネジメント加算の算定に関して，リハビリテーション会議において本人，医師，多職種を交えて経過，方向性を伝えることも位置づけられているが，担当者間で普段から状態変化，生活のイメージが共有できていることが重要である。

　医師，理学療法士，作業療法士それぞれの視点を述べる前に，当クリニックでの訪問療法申し込み時からの流れ，医師と療法士の情報共有，方向性の検討の機会として，カンファレンスについて述べる。

1 訪問療法の流れ（図1，2）

　当クリニックでは，訪問療法の申し込みは療法士が担当し，概要の聞き取りを行うことから始まる。申し込み受け付けは，療法士の経験年数にもよるが，おおむね勤務3年を目安に交代で担当している。訪問療法に特化した情報のみならず，実施するうえで必要な情報，また，制度改正に伴う内容の理解など，訪問に必要な情報の幅を広げることができ，全体像を把握することにつながる。これらのことは実践するにあたって，ある意味研修の機会とも捉えている。

　訪問療法の申し込みは，退院直後，または，生活する中での身体状況の変化に対して評価および改善の目的が多く，その場合，当クリニックの医師が診療を行

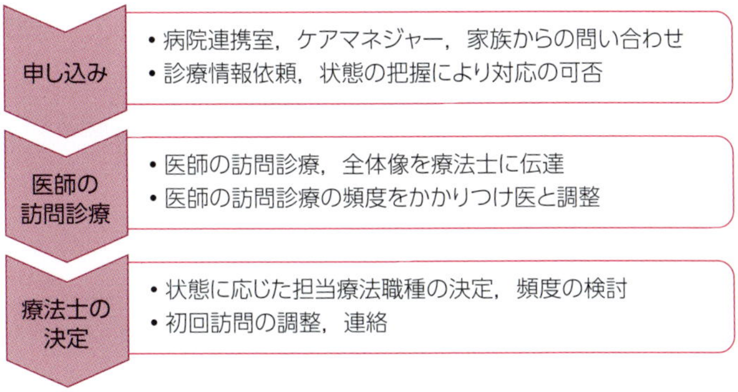

```
┌─────────┐  ・病院連携室，ケアマネジャー，家族からの問い合わせ
│ 申し込み │▶ ・診療情報依頼，状態の把握により対応の可否
└─────────┘

┌─────────┐  ・医師の訪問診療，全体像を療法士に伝達
│ 医師の  │▶ ・医師の訪問診療の頻度をかかりつけ医と調整
│訪問診療 │
└─────────┘

┌─────────┐  ・状態に応じた担当療法職種の決定，頻度の検討
│ 療法士の │▶ ・初回訪問の調整，連絡
│  決定   │
└─────────┘
```

図1 訪問療法の流れ：申し込みから実施まで

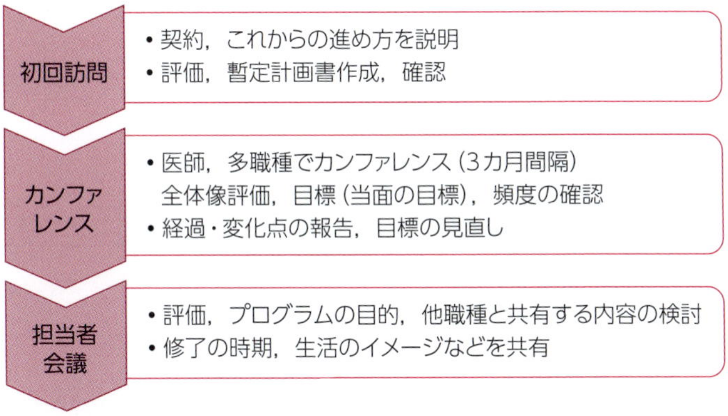

```
┌─────────┐  ・契約，これからの進め方を説明
│ 初回訪問 │▶ ・評価，暫定計画書作成，確認
└─────────┘

┌─────────┐  ・医師，多職種でカンファレンス（3カ月間隔）
│ カンファ │▶  全体像評価，目標（当面の目標），頻度の確認
│ レンス  │   ・経過・変化点の報告，目標の見直し
└─────────┘

┌─────────┐  ・評価，プログラムの目的，他職種と共有する内容の検討
│ 担当者  │▶ ・修了の時期，生活のイメージなどを共有
│  会議   │
└─────────┘
```

図2 訪問療法の流れ：契約から修了まで

い，状態の確認を行う。そのうえで，状態に応じた訪問療法の職種の選択，頻度などを再度検討している。退院直後の回復と心理面の不安定，高次脳機能障害が主たる症状，大腿骨頸部骨折などの整形外科疾患など，適切な療法，頻回な訪問の必要性など頻度について相談することは，開始時に限らず日常的に行われている。

2 カンファレンス

　開始後1カ月をめどに初回カンファレンス，その後，全利用者を対象に数カ月間隔で訪問前の朝20〜30分，週に3回カンファレンスを行っている。定期的なカンファレンスで他職種からの意見を交えることで，担当者自身，目標やプログラム，期間などの見通しについて経過を客観視できる。
　その際に医師からの診療時の様子，病態についての情報や助言は見通しを立てるうえで重要となる。対象者の情報交換として，朝，または夕方に申し送りを行

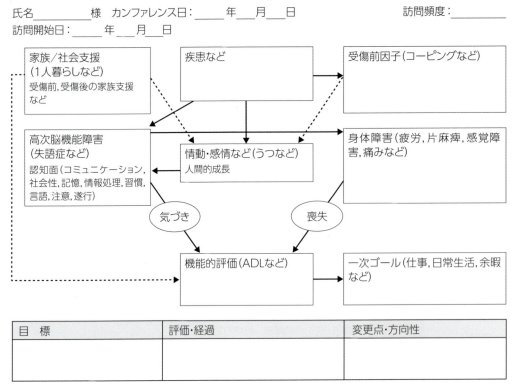

図3 カンファレンスの記録様式 　　　　　　　　　　　　　　　　　　（文献1を改変）

うが，経過を整理して報告し，方向性を出して取り組む仕組みとしてカンファレンスを位置づけている．当クリニックでは，状態像，経過，目標を簡潔にまとめ，相互に影響している要因をつかみやすいものとして図3の様式を使用している．詳細の内容については各事例で紹介する．

　経過を追うごとに，目標の達成状況と新たな取り組み，フォローが必要と考える場合，他職種からの意見は，関わりの内容や，頻度，対応時間などを含め訪問療法の位置づけが明確となり，次の展開に悩みつつも漫然と継続するのではなく，カンファレンスにより申し送りでは解決しにくい訪問時の視点を確認することができ，ぶれずに継続することにつながる．

　次に，医師，理学療法士，作業療法士それぞれの視点について述べる．

文献

1) Wilson BA, et al : Neuropsychological rehabilitation: theory, models, therapy and outcome. Cambridge University Press, 2009.

2章 訪問診療・療法に関わる職種の視点

2 医師の視点

長谷川　幹

　一般的に，訪問診療する医師はほとんどが内科系である．筆者は，整形外科からリハビリテーション科に転科して約38年経過しており，ここでは，訪問診療している内科医に実行してもらいたい内容をリハビリテーション科の視点から述べる．初回訪問時にこれまでの経過を問診し，全身状態の観察，検査結果をみたうえで，本人の四肢などの身体面，心理面の状態をみる．身体的な状態は，トイレをどうしているか情報収集すると理解しやすい．

1 身体面

1）高齢者の筋力

　高齢者の筋力は，腸腰筋（股関節の屈曲），大腿四頭筋（膝の伸展），前脛骨筋（足関節の背屈）を比較してみると，股関節の屈筋が低下していることが多い．その場合，股関節周囲の外転筋や伸展筋も弱いことが多く，歩行時片足に重心を移動するのが不安定になり，すり足歩行していることが多い．

　また，高齢者には円背が多い．背筋が弱いと円背になりやすく，さらに骨粗鬆症が基礎にある圧迫骨折により円背が増強され，顔が地面を向くまでになることがある．「高齢だから」「圧迫骨折があるから」と諦めると，背筋の筋力低下が進み，ますます円背は進行する．円背が徐々に進行すると，本人はそれほどの円背とは気づかないことが多い．そこで，前方に転倒しないよう注意しながら壁を背にして，両踵を壁につけて体幹を伸展して頭を壁につけるようにすると，頭と壁に距離があることで気づいて，円背を修正する自主練習の動機づけになりやすい．自分の状態を理解できれば，伸ばそうと努力する．歩行が不安定で，押し車で近所歩行をする高齢者が多くいるが，安全面では必要である．ただし，これを続けていると円背になりやすいので円背にならないように自主練習をする必要がある．歩行できない場合には，膝関節が伸展できるか，足関節が直角位を保てるか，上肢の関節に制限や痛みはないか，などをみて，問題があれば理学療法士，

作業療法士に相談する。

2) 年相応の改善

　　　80, 90代の高齢であれば,「歳だから」と諦める傾向があるが, 自分の状態を理解でき, その人なりの練習ができれば,「歳相応の改善はする」と考える。80代後半の人で体調が悪くなり, 背もたれなしの坐位ができなくなったが, 車椅子で介助により食事する際, 食前に足を地面に接地し両手を膝についてわずかの時間坐位の練習をすると, 数カ月後に背もたれなしの坐位が少し保持できるようになった。また, 98歳の人は, 日頃訪問理学療法士と家族の協力で筋力向上練習, 歩行練習などをした結果, 亡くなる約1カ月前まで, 失敗が時々ありながらも1人でトイレに行っていた。

　　練習と言うと大変と思われるかもしれないが, 膝の伸展運動1～3回程度から始める。重要なのは, 日々少しずつ続け習慣化することで, 本人も気にかけるようになれば長期的にゆっくり改善する。

3) 片麻痺

　　片麻痺の場合, 運動麻痺は外観からある程度わかるが, 感覚麻痺はわからないので, 表在感覚, 深部感覚を評価する。感覚麻痺が重度の場合, 正座してしびれた状態を想像してみれば歩行能力に影響することが理解できる。麻痺側の肩関節の痛みの有無を確認し, 痛みがあれば作業療法士に相談する。そして, 起き上がり, 坐位, 立ち上がり, 立位の保持がどの程度できるかを判断し, できなければ理学療法士に相談する。

　　起き上がりが介助の場合, 坐位も不安定であることが多く, 手すりを把持しないと坐位保持できないか, 把持しないで保持できるか判断する。次に, 立ち上がりができるかみる。この際, 重心が後方にいって立ち上がりができないことがあり, 体幹を前屈して顔を膝より前方にせり出しながら立ち上がるとやりやすい。本人は坐位から立ち上がるのは上方に行く感じと思っているが, 実際には前方に行きつつ上方に行くコツをつかむ必要がある。そして立位保持に介助が必要か, 見守りでできるか判断する。20～30秒の見守りで立位を保持できれば, ある程度介助歩行ができると考える。

　　また, 坐位時に麻痺側の上肢, 手指がどの程度動くか, 筋緊張はどの程度あるか触ってみる。このようなことをすると, 医師にとっても, 麻痺の状態や身体の動きの変化を評価でき, 身体に関して本人と会話が交わせる。その結果, 本人・家族

は麻痺や身体の動きに関心を持っている医師と思って信頼関係に好影響を及ぼす。

4) 神経難病

　パーキンソン病などの神経難病は，教科書的には現状維持か低下であるが，外出ができなくなり室内の生活になると，徐々に廃用症候群により筋力低下が加わるので，現病による低下と混同しないことが重要である。筋肉の硬さ（固縮）や歩行の状態をみれば，その変化が評価でき，本人の感じる思いと会話が交わせる。日常生活に不便があれば作業療法士と相談する。

　以上のような場合には，ケアマネジャーを通じて理学療法士，作業療法士に相談・依頼する。

2　心理面

　脳卒中の人の場合，退院後なじみの自宅での日々の生活で不自由な場面に出会い，心理的にうつ状態になることが多い。その際，現状のままではなく，これから変化していくことを療法士などと確認する必要がある。

　本人が麻痺の回復や歩行に固執し，「もっと歩く距離を延ばしたい」と距離にこだわっている場合，歩行は片麻痺の人にとっては「目的」になるが，一般には目的地に行く「手段」である。当初は理学療法士が歩行を目的にすることもあるが，徐々に本人から，店に買い物に行く，駅に行く，喫茶店に行くなどの目的地を提起してもらい，そこに行くための「手段化」する。その際，外出先での人の混み具合，車の往来，トイレの場所がわからないなどがハードルとなるので考慮する。

　ところで，筆者は，在宅で高齢者，障害者の評価，予後予測をして説明したあと，本人・家族から「これからよろしく」と言われた際には，「我々が来るのは療法士を含めて週1～2回くらいですので，残りの週5～6日，あなたが何をするのかが重要です。我々は何をすればいいかを助言はしますが，あくまでも応援団の域を超えるものではなく，あなたが日頃どうすればいいか考えて実行してください。その意味では，こちらこそよろしくお願いします」と頭を下げて返している。内科医師には，「これからは療法士と一緒に練習しながら，自分でできるところはしてみてください」と話してもらいたいと思う。

　その後の訪問診療は，高次脳機能障害が重度で本人・家族が症状を理解しにくく継続的に説明が必要な場合，心理的に不安定で症状や考え方を説明する必要がある場合などは頻回に訪問している。

2章 訪問診療・療法に関わる職種の視点

3 理学療法士の視点

大島　豊

　理学療法士は動作・運動療法の専門家である。寝返る，起き上がる，立ち上がる，歩くなどの日常生活を行ううえで基本となる動作の改善をめざし，トイレ動作・入浴動作などの日常生活活動（ADL）の改善を図っていくことを目的にしている。

1 理学療法とは

1）理学療法とは

　日本理学療法士協会によれば「理学療法とは，病気，けが，高齢，障害などによって運動機能が低下した状態にある人々に対し，運動機能の維持・改善を目的に運動，温熱，電気，水，光線などの物理的手段を用いて行われる治療法」とされている[1]。

　具体的には，身体に障害のある人や障害の発生が予想される人に対して，基本動作能力（座る，立つ，歩くなど）の回復や維持，および障害の悪化の予防を目的に運動療法や物理療法などを用いて，日常生活活動（activities of daily living；ADL）の改善を図り，生活の質（QOL）の向上をめざし，円滑に日常生活が送れるように支援することを目的とする。また，身体機能評価や動作分析をもとに身体状態に合わせた福祉用具の選定や住宅改修などの環境整備を行い，環境に合わせた動作練習を行い，ADLの獲得をめざす。脳卒中などにより下肢装具などが必要な場合には，医師や義肢装具士などと連携して，装具の選定や調整を行い，歩行練習などを行っていく。

2）支援対象

　理学療法の対象は，様々な原因により運動機能が低下した人である。例えば，脳血管疾患（脳梗塞，脳出血，くも膜下出血など），整形外科疾患（骨折，関節疾患，脊髄損傷，切断など），呼吸器疾患（慢性呼吸不全など），神経難病（パーキンソン病，脊髄小脳変性症など），心疾患（心筋梗塞など），内部疾患（糖尿病な

ど），脳性麻痺など多岐にわたり，これから運動機能の低下が予想される高齢者に対する予防分野やスポーツ分野など小児から高齢者まで幅広い年齢層が対象になる。

　理学療法士の働く場所は様々である。急性期病院や回復期リハビリテーション病院では自宅退院に向けた療法を行っていく。自宅退院に向けた中間施設の位置づけで老人保健施設があり，病院から自宅退院するにあたり，身体機能向上をめざす人に対して療法を行う在宅支援・在宅復帰のための地域拠点となっている。生活期では病院，診療所，訪問看護ステーション，老人保健施設が提供する訪問療法や通所リハビリ，デイサービス，特別養護老人ホームなどがあり，自宅退院後の人や元々自宅で生活していて身体機能低下などにより生活が不便になった人の療法を行う。当クリニックで行っている訪問理学療法はこれにあたり，在宅生活を送るうえで必要な支援を行っている。

　理学療法士は，対象者の関節の動き，筋力，痛み，バランス，動作などを評価し，課題を抽出して運動療法などを行い，基本動作能力やADLの改善を図っていく。

　目標は具体的なものを本人や家族と共有して設定する。目標を設定するとき，具体的な目標が挙がらず，漠然と「歩きたい」などと本人や家族から言われることも多いが，「トイレまで歩く」など，身近で具体的な目標を積み重ねていくことで本人が主体的になり，本人から具体的な目標が出てくることもある。また，身体状況や生活状況の見通しを伝えることで，本人や家族に今後の生活のイメージを持ってもらいながら，6カ月〜1年後の長期的な目標を考えてもらう。

　日々の訪問療法では，評価・療法を繰り返しながら課題の解決と動作の獲得を図る。

2 病院と在宅での理学療法の違い

　病院では，機能回復を目的に筋力低下や運動麻痺などの回復を図り，基本動作能力や移動能力，ADLの獲得をめざす。自宅でのトイレや浴室，玄関など生活環境を聴取して自宅環境を想定した理学療法を行う。退院前には外泊練習により，実際に自宅環境で生活できるかどうかを試し，自宅退院に向けたより具体的な課題を抽出する。必要であれば，手すりや段差解消などの環境調整，歩行器や杖などの福祉用具の選定を行い自宅退院へ働きかける。しかし，病院での療法は入院期間の期限があり，均一した対応となることが多い。

在宅での訪問理学療法では，元々生活していた生活場面に合わせた具体的なアプローチをすることができる。自宅退院直後から介入することが多いが，病院で練習してきた基本動作やADLを実際の自宅環境に適応するように療法をすすめていく。退院直後という混沌とした状況の中，大丈夫と楽観的に考えたり，本当にできるのかと不安になったり，期待とのギャップで落ち込んでしまったりと本人・家族も自宅生活に対して心理的に不安を抱えている状態もあり，心理面も含めて慎重にすすめていく必要がある。本人・家族ともに障害のある状態での生活は初めてで，実際に自宅に帰ってみるとうまくいかないこともあり戸惑うことが多い。入院中は専門職が毎日身近にいる環境だが，自宅では家族しかいない状況になり不安が増大してしまう。本人の「失敗したくない」という心理から何度もトイレ介助に家族を呼んだり，家族が離れると不安になってしまったりする。家族は疲労や拘束感などを抱えてしまい，おたがいに不安な心理状態で生活を送ることにより疲弊してしまうことがある。今後の生活をどのように再構築していくか予後予測も含めて，具体的な目標設定を本人や家族と共有してアプローチしていくことが重要になる。また，病院のような「療法士＝治す人」「本人＝治してもらう人」という関係性が在宅で続くと本人の主体性が生まれにくく，療法士自身にもこの関係性を逆転させる視点が重要である。本人にも考えてもらうような働きかけや間の取り方などの工夫をすることが，本人の主体的な活動に展開するきっかけになることがあり，自分でも少し考えて行えたという経験の積み重ねが自信となっていく。

3　訪問理学療法の視点

1）評価・目標設定

　訪問理学療法では，関節可動域・筋力・痛み・運動麻痺・感覚障害・バランス能力・基本動作・ADLなど本人の身体状態の評価を行う。特に退院直後などはベッド周囲の動作やトイレ・入浴動作の評価は重要となり，動作方法や介助方法を評価して当面の自宅生活を安全に行えるように迅速に評価して助言することが重要となる。身体機能向上をめざしアプローチしていくが，本人の身体機能や家族のサポートだけでは補えない部分に対してはヘルパーなどの導入，手すりや段差解消などの調整が必要であれば評価してケアマネジャーなどと検討していく。生活リズムに関しては1日・1週間・1カ月単位での過ごし方を評価する。臥床時間が増えることによる体力低下などの廃用症状の進行について説明を行い，離床時間

を確保する重要性について理解してもらう必要がある。食事後にすぐベッドに横にならずに30分程度座っている時間を設けるだけでも離床時間を増やす工夫ができ，徐々に1日の離床時間を増やして1日単位の生活リズムを構築することができる。さらにデイサービスや外出などの1週間・1カ月単位での活動量を考えていく。

　目標設定は具体的な目標を本人や家族と共有することが重要となる。介入当初は具体的な目標があがらず，漠然と「歩けるようになりたい」「麻痺が治れば」などと現実的ではない目標を本人から言われることも多い。その時，療法士はそのような目標を受け入れつつもどのような生活を送ることが目標になるのかを療法士の判断を踏まえてともに検討する。療法士は，本人が具体的にイメージしやすい「トイレまで歩く」「食卓まで歩く」など，身近な具体的な目標を提案して本人とともに決定していく。身近な目標を積み重ねていくことで本人が自信を持ち主体的になり，本人から具体的な目標が出て次の展開につながることもある。屋内移動が車椅子介助レベルの人であれば，車椅子とベッドの移乗が行えることを目標にして，車椅子を自分で操作して屋内移動ができる，さらにはトイレまで一人で行くなどと展開していく。屋内歩行可能レベルであれば屋外歩行の可能性を考えながら近所歩行ができるか，町内の歩行ができるかなどと生活圏内の拡大ができるか目標を検討していく。このように身体状況や生活状況の見通しを伝えることで本人・家族に今後の生活のイメージを持ってもらいながら，身近な目標から長期的な目標を本人・家族とともに検討していく。

　日々の訪問療法では具体的な目標を達成するために評価・療法を繰り返しながら，具体的な課題の解決を図っていく。

2) 移動練習

　歩行練習では，歩行能力を向上させるために行うのではなく，屋内であればベッドからトイレ，洗面所，食卓，浴室など生活動線での具体的な場面で歩行練習を行っていく。屋外歩行が可能なレベルであれば，自宅前の道路から歩行練習を開始して，徐々に歩行距離を延ばしていく。歩行距離を延ばしていく際には，その時の疲労度や痛みなどを確認することと翌日に疲労や痛みが残っているかを確認し，行っている歩行距離が適切な距離かを判断していく。また，発症前の外出頻度や活動範囲，徐々に外出できなくなっていった人であればどのくらいの期間でできなくなっていたのかなどを参考にすると具体的な活動範囲の予後予測の参考になる。元々，外出頻度が低く，近所歩行やゴミ出しをする程度の歩行距離が

短かった人であればそれが当面の目安になっていく。そして，進めていく中で本人がやってみたいという気持ちを汲み取りながら，具体的な外出先などの目標を模索していく。実際に目標にあがった外出先まで歩行練習を行い，課題を抽出していく。例えば「近所のスーパーまで買い物へ行きたい」という目標があがれば，まずは自宅からスーパーまでの歩行が可能かどうか歩行距離や体力面の向上を図り，歩行でいけるのか，車椅子移動が妥当なのか判断していく。長距離歩行が難しい場合にはスーパーまでの移動は車椅子での移動とし，店内を歩行するなど検討していく。店内の買い物では商品を選び取れるのか，カゴに入れて商品を運べるか，会計ができるか，買った商品を袋に入れて持ち帰れるかどうかなどを評価して，自分で行えることとサポートが必要なことを整理していく。訪問療法を行いながらヘルパーや家族に日常的にそのような活動が行えるように伝達して日常化していく。

　歩行距離が思うように延びずに移動範囲が拡大しない場合は，移動手段として電動車椅子を提案することがある。これにより生活範囲の拡大が図れることや自分の意思，操作で移動できるという達成感もある。電動車椅子の操作方法など練習して具体的な目的地に向けて操作練習を行っていく。操作方法だけでなく，安全面への配慮についても評価・練習を行っていく。電動車椅子は歩行者と同じ扱いになり，車や自転車，歩行者に対する安全面への配慮や対処能力が重要である。

3）自主練習の位置づけ

　入院中は毎日のように理学療法（PT）・作業療法（OT）・言語聴覚療法（ST）を受けていたが，自宅へ戻ると週1～2回の対応となり，本人や家族は不安になることが多い。訪問理学療法では，自主練習の位置づけが重要になる。自主練習のメニュー表を渡すことは導入ではあるが，それだけで自主練習が定着することは難しいことが多い。本人に自分の身体の状態を把握して考えてもらう良い機会であると考え，何のために運動をするのか，運動により自分の身体の何が改善されていくのか，自主練習の必要性を理解して行ってもらうことが重要となる。本人が自主練習を行った結果，動作が行いやすくなった手応えを感じたときに，能力が向上したことを共有することで運動の重要性を理解し定着することへとつながっていく。自主練習が定着してくれば，週1～2回の訪問でも能力は向上してく。こうしたことを，介入当初から本人や家族に説明していくことが重要になる。

4) 他職種との協働

　地域で療法に関わる職種は理学療法士だけではなく，様々な職種と協働していくという視点を忘れてはならない．本人に関わるケアマネジャーやヘルパー，デイサービス，福祉用具専門員などと協働し，リハビリテーションの視点から助言することが重要である．

　日常の生活場面での動作を積み重ねて本人の能力向上を図り，目標達成をめざす．そのためには日常的に関わっていくヘルパーへの働きかけが重要になる．ヘルパーに起き上がり・立ち上がり・移乗動作・トイレ動作などの介助が必要な部分と，本人に1人で行ってもらう部分をどうするのか，方法や注意点をヘルパーに伝達し，ヘルパーが関わるときに一緒に行ってもらう．具体的にはベッドから車椅子移乗時に，はじめは起き上がりや靴を履くことに介助が必要であった人でも，練習を積み重ねることで可能になる．療法士が介助するのか，見守って本人に行ってもらうことが可能なのか見極めて，ヘルパー介入時に本人に行ってもらうことが可能な動作は伝達して見守ってもらう．このようなやりとりは，直接ヘルパーとやりとりを行うこともあれば，連絡ノートなどで共有することもある．

　また，デイサービス利用時に運動を組み込むことを検討する．具体的には，トイレへ行ったとき手すりを利用して立ち上がり練習をしてもらうことや，施設内を歩行で移動してもらうことなどをデイサービス職員と相談する．場合によっては直接施設を訪問して，動作や練習方法の確認や注意点の伝達を行う．ヘルパーやデイサービス利用時にも他職種と視点を共有することで本人の運動量は増え，体力や身体能力の向上につながりやすい．

　このように，訪問療法で週1～2回関わる以外の生活場面にも配慮する必要がある．

文献

1) 日本理学療法士協会.
   [http://www.japanpt.or.jp/general/pt/physicaltherapy/]

4 作業療法士の視点

藤田真樹

　作業療法は，生活の中で人の「したいこと（＝作業）」に焦点を当て，「したいこと」ができるように支援し，あるいは「したいこと」を通して，疾患や障害からの回復や治療を行う療法である。

1　作業療法とは

1）定義

　世界作業療法士連盟（World Federation of Occupational Therapists；WFOT）は作業療法士について，「作業を通して健康と安寧（well being）を促進することに関心を持つ，クライアント中心の健康関連専門職（health profession）である。作業療法の主な目標は，日常生活の活動に人々が参加できるようになることである。作業療法士は，人々や社会の人と一緒に，彼らがしたいこと，必要なこと，期待されることに関する作業ができるようになることをしたり，彼らの作業への関わりをサポートするために環境や作業を修正したりすることで，アウトカムを達成する」と定義している[1]。

　また，日本作業療法士協会は作業療法について，「人々の健康と幸福を促進するために，医療，保健，福祉，教育，職業などの領域で行われる，作業に焦点を当てた治療，指導，援助である。作業とは，対象となる人々にとって目的や価値を持つ生活行為を指す」と定義し，「作業に焦点を当てた実践には，心身機能の回復，維持，あるいは低下を予防する手段としての作業の利用と，その作業自体を練習し，できるようにしていくという目的としての作業の利用，およびこれらを達成するための環境への働きかけが含まれる」としている[2]。

2）「作業」と介入（療法）の視点

　「作業」や「作業療法」については，理論が多く存在するが，作業療法を実施する際に共通した視点は「①人－②作業－③環境」の相互関係の視点から捉え，ま

たその相互関係から「健康」を捉え，介入することである[3~5]。

①「人」は，身体機能や情緒・認知機能のみならず価値や信条，好み，精神性，作業歴（生活歴・趣味・仕事など）であり，その「人」そのものを理解する視点が必要である。

②「作業」は，その人にとって意味のある活動であり，その「作業」を探り，それを用い，「作業」の再獲得をめざす。「作業」には何をするかだけでなく，手順・やり方・タイミング・する時間・作業の構成（前後に行う作業の負荷量や身体を使う・集中が必要など作業そのものの性質を含む）・仕上がりなどが含まれる。

③「環境」は，物理的「環境」としてその作業が行われる空間・道具・材料・設備などや，人とのつながりなどの人的「環境」として一緒に行う人（支援者や介護者）や関係性，その人達の作業への価値観や到達目標など，制度的「環境」として施設・病院の規則や社会制度の利用などが含まれる。

「人−作業−環境」の相互関係についての知識を持ったうえで評価し，本人やその人をとりまく人々と相談しながら何によって作業獲得が阻害されているのか，どうすれば促進するか考え，介入し，作業を用いて作業が行えるように支援する。

また，地域で訪問作業療法を実践していると意味ある「作業」が行えない状態には様々な形があると感じる。

①痛みや身体の変化に対応できずにおり，何がどのくらいできるようになるのかわからず，痛みや障害にとらわれており生活を再構築するための作業経験を積むことができない。

②うつ的になっており今後の見通しが持てないことで「作業」に目が向かない。

③医療従事者・福祉職のサポートや説明の不足も含め，自分の状況が把握しきれず認識が変化しないため，作業に取り組む意欲につながらず本来持つ潜在能力が十分発揮できていない。

④人的環境や物理的環境，制度的環境が本人の「作業」に合わない。

これら①～④は相互に作用している部分があり，作業療法士はどの部分に介入するか見極める必要がある。例えば，身体の痛みや先の見えない不安があると主体性は持てないと言う。まずはその痛みや不安を評価・介入し，解消できる内容であれば対処する。自分の状況が把握でき，自分で痛みや不安に対応できることを知ると長期的な見通しが立てられるようになり，前向きな心理状態に変化し，新しいことにチャレンジしてみようかという気持ちが芽生えるようになる。比較対象が過去の自分（発症前の自分，20年前の元気な自分など）にある場合，新たな目標・「作業」を再獲得するための方策が限定されてしまい，意味ある作業

を見出せない状態が長く続くことがある。また，筋力や麻痺の回復など本来は見込めるはずのものに対する練習が不足している状況を，「こんな身体になったから」「歳だから」と本人も家族も諦めている場合がある。作業はもうできない，させなくていいと思っている本人や周囲の人に対して作業療法士は身体機能や認知機能を向上させることができる部分があることを伝え，作業を通して回復を図ることにより，障害や疾患で影響を受けている部分もカバーでき，技能の再獲得が為されて再び作業が可能になる場合が少なくないことを示す必要がある。

　周囲の関わりや住環境などを含め，本人を取り巻く環境が，「作業」の獲得を阻害することがある。逆に環境によって人の作業遂行を促進することもできる。「人－作業－環境」の相互作用を利用し，「作業」を行わないことの悪循環を絶ち，「作業」を少しずつできるようにすることで好循環を生み出せるように関わるのが作業療法士に必要な視点である。

2　支援の対象

　年齢を問わず，「作業」に問題のある人が対象になる。時期は新生児期から晩年期・終末期までとなる。具体的に挙げると，乳児・幼児・思春期では，発達につまずきがみられる，あるいはつまずきが予測されることに対して家族や学校など療育・教育に関わる人達と協働し，環境調整も含めて家庭での過ごし方や日常生活活動 (activities of daily living；ADL)，遊び，就学・復学などの支援を行う。青年期・壮年期については，脳血管疾患や神経疾患，整形外科疾患などで障害を受けた人や精神疾患などで生活の再構築が必要になった人に対し，食事をする，着替えをするなどの基本的なADLから余暇活動や趣味，休息の取り方を含め復職や社会参加などに家族やヘルパーなどの社会資源，会社などと連絡調整し支援する。老年期や晩年期には心身機能の衰えにより上記の「作業」(余暇や趣味，社会参加，家庭内での役割など) を維持していけるよう道具や住環境の整備，実際に外出練習をするなど予防的な支援を行う。終末期にはその人の人生の最期を気持ちよく終えられるよう環境調整やADLの練習から，家族への手紙を一緒に書くなどの心の支援を含めて介入する。

　こうした支援は，医療・福祉・介護・保健・教育・職業領域で行っている (表1)。支援の段階と目的は表2の通りで，このうち当クリニックで行っている訪問の作業療法は「生活期」の支援をすることが多い。筆者自身は医療の立場だが，医療，福祉，介護，職業領域で仕事をしている医師や看護師，ケアマネジャーやホーム

表1 支援を行う領域と施設

領域	施設
医療	一般病院，特定機能病院，精神病院，リハビリテーション病院
福祉	身体障害者更生施設，児童福祉施設，障害者支援センター，知的障害者更生施設
介護	介護老人保健施設，通所リハビリテーション
保健	地域包括支援センター，保健センター，地方自治体
教育	普通学校，特別支援学校
職業	就労移行支援事業所，就労継続支援事業所

表2 支援の段階と目的

段階	目的
予防期	リハビリテーションの観点から健康状態を維持
急性期	何かしらの疾患が原因で医療的な管理が必要
回復期	生命の危機から脱し，心身機能の回復や日常生活活動の獲得をめざす
生活期	実際に暮らす地域の生活に戻り，さらなる生活活動や行動範囲の拡大をめざす
終末期	人生の最期がより良く終えられることをめざす

ヘルパー，ソーシャルワーカーや就労支援センター職員など，多職種と協働し，住まいのある地域社会で人それぞれが生きがい（＝作業）をみつけ心豊かな生活の実現を図るための支援を地域全体で協力して行っていく。

3 評価・目標設定・介入（療法）

1）評価

　　作業療法では「人－作業－環境」のつながりを分析し介入することを念頭に評価する。
　①本人の作業歴（生活歴・趣味・仕事など）や行ってきた作業の意味，人生においての信条などを知り，その「人」を理解すると同時に現在の心理状況や生活リズム，耐久性，身体機能としての筋力や麻痺の程度，関節の可動範囲やその際のバランス，感覚などの評価，また認知や高次脳機能障害の程度などを理解する。
　②①を踏まえて本人との話し合い，会話からその人の意味ある「作業」を探り，

その作業について③と併せて分析する。実際に行えている「作業」としてADL，家事や外出などの手段的日常生活活動（instrumental activities of daily living；IADL）の状況やその方法を把握する。

　③家屋状況や福祉用具の使いこなしなどの物理的「環境」，家族構成や支援者・介護者との関係などの人的「環境」，社会的支援の状況などの制度的「環境」などを理解する。これらを疾患の典型的な経過とすり合わせ今後の作業遂行の予測を立てると斎藤[5]は言う。

　評価がしっかりと行われないと作業療法士自身が身体や認知などの機能回復を諦め，介入が過剰な福祉用具の使用になるなど代償手段のみに偏ることになる。逆に機能回復にばかり目が向くと本来の作業能力の向上や希望を見落とすことがあるかもしれない。人間関係や住環境に介入する視点がないと，幅の狭い予後予測となる。福祉機器の活用や人的環境を開拓することにより，四肢麻痺の人はスキューバダイビングをすることができるし，身体障害と高次脳機能障害の後遺症があっても復職がかなうケースもある。

2）目標設定

　目標設定は本人の希望を聞き，専門的知識に基づきより良い案を提案し，協議しながら本人にとっての「意味ある作業」を獲得できるように設定する。大きな目標を掲げても達成までの期間が長くなってしまうこともあるため，小ステップに分解し設定することもある。例えば，本人が手すりを使って屋内歩行している状況で「買い物に行けるようになりたい」と希望を挙げた場合，さらに深堀して聞くと「孫に好きなものを買ってあげたい」，「遊びに連れて行ってあげたい」思いが根底にあると理解できる。この場合，小ステップの目標は「家の中を杖で歩くこと」となり，達成された場合，次の目標としては「家から100メートル離れた公園まで孫を連れて外出する」と設定する。

3）介入（療法）

　「人－作業－環境」の相互作用を考えながら介入する。本人の意味ある作業を聴取し，それを利用し，さらにより本人が主体的に「したい，する必要がある，することが期待されている作業」を獲得・習慣化していくように身体機能と精神機能，心理社会機能，物理的環境を評価し，調整・介入する。本人の気持ちや思いを聴取する面接技術から，作業を分析する技術のほかに，心身機能を回復に導くための治療技術や環境と本人をつなげるための知識，社会参加を促すための調整

技術などを使って作業療法を進めている。「人－作業－環境」が好循環を生むように分析し，介入の方策を検討していく。実際に実施していく中でも状況に合わせて介入を変化させていく。これらを端的に示しているのが「生活行為向上マネジメント」であり，作業療法士の頭の中を可視化するツールである。興味のある方は作業療法士協会のホームページを参照していただきたい[6]。

4 「人－作業－環境」の相互作用を考慮した評価・目標設定・介入

　生活期の作業療法について，「人－作業－環境」の相互作用を軸に家族のための調理活動を獲得するまでに焦点を当て，関わりの一部を，事例を通して紹介する。
● 対象者：60代，女性。回復期リハビリテーション病院退院後から訪問作業療法を実施。

1）評価

1　「人」に関する評価

　脳出血による中等度右片麻痺と軽度の失行・失語がある本来料理好きの60代女性で失行の影響もあり日常生活に失敗が多く，自信を喪失し自分から料理をつくってみようと思わなくなった。一方で右手の代わりに左手でいろいろなことをしてみたいという思いがあった。家族のために行っていた料理ができなくなり家庭での役割が喪失していた。立位の保持能力が低下しており台所に立ち続けられず，失行の影響で道具の操作が拙劣だった。

2　「作業」に関する評価

　ADLは手すりなどの環境を整えた状態で入浴と更衣の一部以外は1人で行えたが，歩行が不安定なため屋内でもあまり歩かず，デイサービスに行く以外は特にすることがなかった。脳出血の前は家族の食事を用意しており料理が得意だった。病院では数回料理の練習を行ったが左手片方だけで行う料理の適切な技能が未習得のままだった。退院後は一度も試みることはなかった。

3　「環境」に関する評価

　トイレや居室などは住環境整備が為され，安全に1人で動ける環境であったが，台所に関しては病前そのままであるため，調味料や調理器具は手が届かず，取り出そうとすると危険が生じる場所に置かれていた。座りながら行うためにはスペースを確保する必要があり，片手で料理を行うための道具もない状況であった。家族は「やるならば完璧に1人で行ってもらいたい」「危ないことはしなくて

いい」という思いがあり，料理を一緒に行うなどの考えはなかった．
訪問作業療法士への期待は手の動きが良くなればという思いだった．

2）目標設定

危険のない範囲で日常的に何か行えることを増やすことで身体だけでなく高次脳機能の向上をめざせることを説明し，日中に行えることをみつけていくことを提案した．料理に関しては当面は作業療法士とともに危険のない範囲で技能習得を試み，必要に応じて台所の環境を整えながら簡単な料理の再獲得をめざすことを提案し，協議の上本人・家族とも「日中に行える活動をみつけ実施する」「簡単な料理ができる」の目標に同意し作業療法が開始された．

3）介入（療法）

軽度の失行や失語があるものの，本人は意欲があり，作業療法士も獲得できると予測できたため，左手で文字を書く練習を実施した．手関節をテーブルにつけ，手関節や手指の動きで文字を書くことを行い，まずは数字や自分の名前など簡単なものやモチベーションの高いことから実施した．

また，作業療法士は片手で行うことができ，本人の認知機能から難しすぎず容易に行えると考えクロスワードパズルを提案したところ，開始時は時間がかかり文字が震えていたが，楽しみとなり集中して取り組むうちに上達し，文字を書くことに対する心理的抵抗が軽減した．利用している通所介護では，ほかの利用者の名前を本人が自ら代筆することが増え感謝されることで有能感を感じはじめた．再度左手で料理ができるかもしれないと希望が現れたため，作業療法士と，なじみのあるスープからつくってみることにした．書字の練習と併せ，掃除や包丁操作も実際に練習を行い，立位や中腰など身体全体のバランスも含めて練習していくと全身の筋力および左手の巧緻性が高まった．左手で行う調理の練習を坐位から立位へと変え，時間を延ばしながら行ったことで立位でいられる時間が徐々に延長した．スープ以外につくりたいものも増え，右手で物を支えながら左手で包丁が使えるようになった．

開始時は半信半疑だった夫も妻の料理が上達していることを感じるようになり，夫の協力により，台所周囲を本人が使いやすいように整備した．まな板は右手の代わりに物を支えられるよう釘付きのものを作業療法士が作製し，使いこなしの練習をした．家族は本人がつくった料理を喜び，またつくってほしいと希望を出した．買い物など一緒に行くことも増え，準備を手伝ってくれるようになった．

事例は最終的に料理をつくることが定着し，外出も可能になったため訪問作業療法は修了している。入院による作業療法と違い，地域での作業療法は頻度が低く，事例も週に1回の訪問療法であったが役割の獲得が為された。

具体的な作業療法の進め方については，4章4の事例（127頁）を参照していただきたい。

5 訪問作業療法の実際

実際に訪問作業療法を実施するうえで筆者が心がけていることを述べる。

1）訪問前

当クリニックでは，可能な限り主治医からの診療情報や病院・施設からの退院時の報告書を事前にもらうことにしている。クリニックのリハビリテーション医の訪問を経て，作業療法士の訪問を開始する。初回訪問時は可能であればケアマネジャーの意見と併せて移動やトイレ動作の確認，福祉用具の選定など早急に対応しなければならない点がないかを確認する。

2）初回訪問当日〜数回の訪問中

訪問時には自己紹介のあと，「作業療法士は本人の望む生活の再構築をサポートします。望む生活が現在見えないのであればそれを一緒につくり出していくことができることや，望みが出るようにそのほかの不安を軽減する手伝いができます」と伝えている。そのうえで本人の思いを聞き，身体や環境の評価を行い，本人の希望を聴取して合議のうえ，当面の目標を決める。

また，初回は環境（住環境や人的環境など）を評価するようにしている。玄関アプローチの段差などハード面だけでなく，居室の様子を観察し，本人・家族が生活上で大切にしていることや趣味などのライフスタイル，間取りや家の使い方から本人と家族の関係などを観察評価している。本人については第一印象を大切にし，その印象が経過とともに変化していくかどうかも評価している。

訪問前に考えておいた生活上の優先度の高い動作について実際に生活環境で行ってもらい，本人・家族からは，例えば現状での移乗方法やトイレの回数についてなど日常での様子を聴取し，対応を検討する。初回で筋力や麻痺の度合いなどの身体面，高次脳機能障害や精神機能などの心理面，ADL，IADLの活動面，人的・物的な環境面などすべての評価を実施することは難しいので数回に分け，

必要な情報を蓄積する。

3）介入（療法）と目標の修正

　　　　家族や社会の中でどのような役割が担え，どのような存在になることが可能なのかを現時点と未来予測とを踏まえながら進めている。3カ月ごとに目標を確認すると同時に，見通しがつかず困惑する本人への言葉かけの中で未来の展望や目標とする生活のイメージをつくっていけるように促している。また，「歩行できる」「手が動く」といったことだけが目標にならないように，「台所まで安定して歩けたので冷蔵庫から飲み物が取り出せるようになるかもしれない」「麻痺のある手で物が押さえられるようになったので，日常では食器を支えるようにしてはどうか」など，可能な限り日常生活がイメージしやすいように落とし込んだ形で伝えるようにしている。具体的には家庭内の役割が担えるように，調理活動を一緒に行い，立位で実施できるのか，坐位だと包丁操作はどうなのか，段取りは自分で行うことができるのか，レシピがあればつくれるのか，また，手伝いはどの部分に必要なのか，家族が担うのはどこか，ヘルパーに支援してもらえるかなどを評価しながら，実際に動作や作業を行い介入していく。

　当クリニックでは，自分の身体のことを自分で管理できるように，「自己管理」の視点を大切にしている。第一に，「健康管理」として服薬や食事・睡眠時間などに気を配り，自分で管理が行えるか評価していく。基礎的な身体能力を整えられるように健康管理の大切さについての理解を促し，薬の飲み忘れがないように薬を管理するホルダーを使用したり，体重管理の表を作成したりして管理を促す。

　第二に，「生活リズムの構築」として起床から就寝までの1日単位のリズム，1週間で2回デイサービスに行くなど週単位のリズム，月に1回は家族で外食するなど月単位のリズムを意識して管理できるか評価していく。日中横になっている時間が長いと心肺機能を含めて耐久性が向上しない。活動量の調整も大切になる。高次脳機能障害の人や廃用症候群の高齢の人などはリズムが崩れていることが少なくなく，そのことが機能低下を増長する悪循環になっていることもある。好循環を生むように説明し，生活リズムについての理解と調整ができるように促す。

　第三に，「運動管理」として，自分に必要な運動や，拘縮の予防のストレッチなどを行い，自分自身で身体の回復をめざしていけるよう介入し，継続できるかを評価していく。これらについては，表や手帳など道具を使えばできるのか，人の声かけでできるのか，他者が援助しないと難しいのかなどを考え，対応を本人とともに考えていく。好循環を生む日常生活のサイクルを再構築することで高頻度

の作業療法介入がなくても本人の意味ある作業を獲得することが可能になり，さらに別の長期的な目標を見出すことができる．作業療法士の介入がなくても行える自信がつくと療法の修了を検討することができると考える．

文献

1) WFOT：Definition of Occupational Therapists.
   [https://www.wfot.org/About-Occupational-Therapy]
2) 日本作業療法士協会：作業療法ガイドライン（2018年度版）．
   [http://www.jaot.or.jp/wp-content/uploads/2018/07/OTguideline2018-0.pdf]
3) Kielhofner G：人間作業モデル．理論と応用．改訂第4版．協同医書出版社，2012．
4) カナダ作業療法士協会：作業療法の視点 作業ができるということ．大学教育出版，2000．
5) 齋藤さわ子：作業療法士になろう！青弓社，2017，p142-55．
6) 日本作業療法士協会：生活行為向上マネジメント．2014．
   [http://www.jaot.or.jp/wp-content/uploads/2014/12/MTDLP-panf2.pdf]

参考

・鎌倉矩子，他：作業療法の世界（第2版）．三輪書店，2004．
・岩崎テル子：作業療法学概論（第2版）．医学書院，2011．
・秋元波留夫，他：新 作業療法の源流．三輪書店，1991．

3章
訪問療法における主な疾患

3章 訪問療法における主な疾患

1 脳血管疾患

大島　豊，藤田真樹

　厚生労働省の平成26年患者調査の概況[1]によると，脳血管疾患の総患者数は117万9000人で男性59万2000人，女性58万7000人となっている。また，平成28年国民生活基礎調査の概況[2]によると介護が必要となった主な原因で，脳血管疾患は，認知症についで2位の18.4%を占めており，今後も医療・介護が多く関わっていく疾患である。脳血管疾患は原因により，脳梗塞，脳出血，くも膜下出血，一過性脳虚血発作（TIA）に分類される。この項では，これに頭部外傷も加える。

　以下に脳血管疾患や頭部外傷による片麻痺の症状と療法の進め方を説明する。

1 脳血管疾患による症状

1) 片麻痺

1 筋緊張

　筋緊張（muscle tone）とは，骨格筋が何も活動していないときにも，たえず不随意的にわずかな緊張をしているような，持続的な弱い筋収縮を言う[3]。例えば私達は，座っているときには力を入れて意識していなくても姿勢を保持することができる。これは筋肉を随意的に収縮させなくてもある程度の力が入っている状態を保っているからである。臨床的には関節を他動的に動かして，筋を伸張する際に生じる抵抗や張力の観察や触診により知ることができる。

　筋緊張は，低下（hypotonia）と亢進（hypertonia）に分けられる。筋緊張の低下は，片麻痺の初期などにみられることが多く，筋は弛緩して抵抗が減弱した状態である。筋緊張の亢進は痙縮（spasticity）と言い，急激に関節の受動運動を行うときに起こる筋の抵抗である。初めは抵抗が大きく，あるところまで動かすと急に抵抗が減少する状態で，「折りたたみナイフ現象（clasp-knife response）」と表現される。脳卒中による片麻痺での錐体路障害により出現する。初期は低緊張状態であるが，徐々に変化し亢進していく。片麻痺の立位姿勢に特

徴的なWernicke-Mann肢位の原因になる。また，痙縮では深部腱反射が亢進してクローヌスがみられる。クローヌスとは，筋肉や腱を急激に伸張したときに生じる規則的かつ律動的に筋収縮を反復する現象である。足クローヌスは臨床的にも多くみられ，麻痺側下肢を車椅子のフットレストに乗せたときに下腿三頭筋が伸張されて足関節の底背屈を繰り返す現象がみられる。

　臨床的には，健側の筋緊張を観察して比較すると，麻痺側の筋緊張を捉えやすい。坐位や立位など姿勢による筋緊張の変化にも注目する必要がある。下肢であれば股関節周囲筋が低下していて足関節周囲筋が亢進しているなど，筋緊張は部位によって差がみられることもある。中には，筋緊張が亢進せずに低下状態で経過するケースもある。また，心理的要因，痛み，過剰な運動，寒さなどの影響で筋緊張が上がりやすいことなども考慮する必要がある。筋緊張が亢進すると痛みが増強したり，歩行時につま先が引っかかりやすくなったり動作に影響を及ぼす。

2　運動障害

　脳卒中の運動障害の多くは中枢性麻痺の片麻痺である。末梢性麻痺の場合，評価法は徒手筋力テスト（Manual Muscle Testing；MMT）で筋力0から5へ量的な変化をするのに対し，中枢性麻痺の場合，評価法はブルンストロームテスト（Brunnstrom Test）で弛緩性麻痺（stageⅠ）から質的変化の頂点である痙性（stageⅢ，共同運動パターン）となり，質的に正常な状態（stageⅥ）へと変化する（図1）[4]。必ずしもこのような段階を経て回復する訳ではなく，脳損傷の程度により，どこまで変化するのか評価が必要である。また，上肢，手指，下肢それぞれの回復段階についても差がみられることが多い。片麻痺の臨床上の典型例ではstageⅢ程度の人が多い印象である。

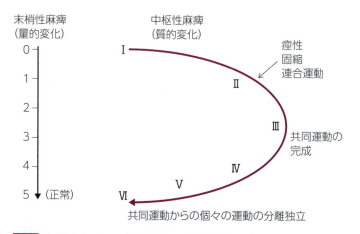

図1 末梢性麻痺と中枢性麻痺の回復過程の差　（文献4より引用）

【ブルンストロームステージ】

片麻痺の運動機能については，ブルンストロームテスト（表1）[4]が代表的な評価バッテリーとして使用されていて，具体的なテスト方法は表を参考にする。回復過程は，以下のstageⅠからstageⅥの6段階に分類される。

StageⅠ：弛緩性の完全麻痺で，随意的筋収縮や連合反応もない状態である。

StageⅡ：麻痺肢の筋に痙性が出現し，共同運動の要素が連合反応として出現，あるいは随意的に筋の収縮が起こりはじめる。

StageⅢ：痙性が強まるとともに，共同運動あるいはその一部の要素により運動が随意的に可能となる。随意的な筋収縮は共同運動パターンの形

表1 ブルンストロームの回復段階

回復段階	肩および肘	体幹と下肢	手指
Ⅰ	反射的にも随意的にも運動・筋収縮なし（弛緩期）	弛緩麻痺	弛緩麻痺
Ⅱ	共同運動またはその要素の最初の出現（連合反応としてまたは随意的に起こる筋収縮）（痙性発現期）	下肢のわずかな随意運動	自動的な手指屈曲が不能かまたはわずかに可能
Ⅲ	随意的に共同運動またはその一部の要素による運動を起こすことができる（痙性著明） ・屈筋共同運動 ・伸筋共同運動	坐位，立位での股，膝，足関節の同時屈曲（足関節は背屈） ・屈筋共同運動 ・伸筋共同運動	随意的に全指同時握り，鉤型握りはできるが離すことはできない。反射による手指伸展はできるかもしれないが，随意的には伸展できない
Ⅳ	共同運動から少し離脱した運動（痙性やや弱まる） ・手を腰の後へ回す ・腕を前方水平位へ挙上する ・肘関節90度屈曲位で前腕を回内・回外する	坐位で膝関節を90度以上屈曲して足を床の後方へ滑らす 坐位で踵を床から離さずに足関節背屈	横つまみと母指を動かして離すことは可能，半随意的な手指伸展は少し可能
Ⅴ	共同運動からかなり独立した運動（痙性減少） ・腕を側方水平位へ挙上する ・肘関節伸展位で前方または側方水平位で腕を回旋する	立位で股関節伸展位で膝関節屈曲 立位で足を少し前方へ出し踵を床につけたまま足関節を背屈する	対向つまみ，筒握り，球握りはだいたいできるが，動きは不器用で実用性は低い。随意的な手指伸展はかなりできる
Ⅵ	単一の関節運動が自由に可能となり，協調運動もほとんど正常となる（痙性最小となる）	立位で膝関節伸展位のまま股関節外転 屈位で内側・外側膝関節屈筋群の交互収縮	すべての握りやつまみが可能になり巧緻性も改善し完全な伸展ができる。個別の手指の運動はできるが，健側に比べ正確さは劣る

（文献4を改変）

をとり，痙性が最も強くなる。
Stage Ⅳ：痙性が減弱し，共同運動パターンの支配が部分的に崩れ，個々の動作の分離が一部可能になる。
Stage Ⅴ：共同運動パターンの支配からより分離度の高い，独立した運動が可能になる。
Stage Ⅵ：共同運動の支配からほとんど脱し，自由な運動が可能となり，協調性や速度，巧緻性も正常に近づいた状態になる。

【共同運動パターン】

　共同運動パターンは，1つの運動を行うとき一定の決まった型をとり，一肢の筋群全体が働き，上肢または下肢全体の運動となり，屈筋共同運動と伸筋共同運動に分けられる（表2）[5]。Stage Ⅳ以上になっていくと分離運動が徐々に可能となり，股関節，膝関節，足関節が独立して運動することができる。運動麻痺の回復段階や筋緊張の程度にも左右され，筋緊張の強いタイプでは共同運動パターンになりやすい。具体的には，立ち上がったときに麻痺側下肢全体が屈筋共同運動で屈曲して地面から足が浮いてしまったり，伸筋共同運動で下肢全体が伸展してつま先立ちのようになり，足底全体で接地するのが難しくなることがある。

表2 基本的共同運動パターン

a 上肢

段階	屈筋共同運動	伸筋共同運動
肩甲帯	挙上と後退	前方突出
肩関節	屈曲・外転・外旋	伸展・内転・内旋
肘関節	屈曲	伸展
前腕	回外	回内
手関節	掌屈	背屈
手指	屈曲	伸展

b 下肢

段階	屈筋共同運動	伸筋共同運動
股関節	屈曲・外転・外旋	伸展・内転・内旋
膝関節	屈曲	伸展
足関節	背屈・内反	底屈・内反
足指	伸展（背屈）	屈曲（底屈）

（文献5より引用）

【連合反応】

　連合反応は患側肢に随意性がみられないときに，健側肢の筋を働かせることにより，患側肢の筋収縮を引き起こす現象である。例えば健側の手指を強く握ってもらうと患側の手指も屈曲してくるが，本人が曲げようとして起こった随意運動ではない。また，全身に力が入るようなあくびやくしゃみなどでも，本人の意思とは関係なく肘が屈曲するなどの連合反応がみられる。

3　感覚障害

　感覚障害は，運動障害と並んでみられる神経疾患の症状である。運動障害は麻痺が出現し動かないなど見た目にわかりやすいが，感覚障害は見た目にはわからず，本人の主観によるものであるため捉えにくい。表3に代表的な表在感覚と深部感覚について示す。また，痺れなどの異常感覚も評価する必要がある。

　そして，特異的な症状として視床痛がある。視床痛とは，視床，視床と大脳皮質間の感覚路が障害されて生じる感覚性過敏のことで，温度や触刺激に対して異常な過敏性を伴い，風にあたっても痛みを感じたり，触れたテーブルの冷たさを痛みとして感じたりする。また，灼熱痛という焼けるような激しい痛みを生じることもある。

表3 代表的な表在感覚と深部感覚

表在感覚	皮膚あるいは粘膜の感覚。触覚，痛覚，温度覚がある
深部感覚	骨膜，筋肉，関節などから伝えられる感覚。四肢がどんな位置をとっているのか判断する位置覚，四肢がどの方向に動いたのか判断する運動覚，筋や腱に強い圧迫を加えたときに感じられる深部痛覚，振動を感じる振動覚がある

2　評価と療法の進め方

　急性期病院から回復期リハビリテーション病院を経て自宅退院するときにケアマネジャーから訪問療法の依頼を受けることが多い。また，脳卒中発症後，数年から10年以上経過して痛みが出現したり，姿勢や歩容が崩れて訪問療法が必要になる場合もある。ここでは訪問療法士の視点から評価と療法の進め方を述べる。

1) 片麻痺

1 評価

【身体機能（ブルンストロームテスト，筋緊張，表在・深部感覚，痛み，健側筋力，基本動作，姿勢）】

　片麻痺の場合，運動麻痺の程度はブルンストロームテストで評価する。筋緊張の程度や部位を評価する。筋緊張が低下している場合は，肩関節の亜脱臼や痛みに注意する。筋緊張が亢進している場合には，姿勢変換時や立位，歩行など動作時の変化を確認する。臨床的には四肢末梢部の緊張が高いことが多く，足関節や手指，肘関節周囲の筋緊張亢進が動作に影響しないか確認する必要がある。

　感覚障害は感覚についての訴えを聴取し，感覚障害の有無，程度，分布を評価する。実際には，表在感覚の触覚であれば，麻痺肢に触れて感覚障害の程度と分布を評価していく。「健側を10とすると麻痺側はどの程度か？」など質問し，軽度，中等度，重度，脱失など程度を評価する。深部感覚の位置覚，運動覚では，麻痺側下肢を療法士が様々な位置に動かして，健側下肢でその位置を模倣してもらい評価する。表在・深部感覚ともにその程度や部位を評価していく。表在感覚障害により，温便座，あんか，カイロなどによる低温やけどや外傷も，本人はわかりにくいため注意が必要である。深部感覚障害では，振り出した自分の足の位置がわかりにくいため転倒する危険性が高い。また，足に体重が乗っているという感覚も捉えにくくなり，麻痺側下肢への荷重が行いにくくなる。

　基本動作は起き上がり，坐位，立ち上がり，立位，移乗などを評価する。起き上がりでは麻痺側の上肢の置き忘れや麻痺側下肢をベッドから降ろせるかなど評価する。坐位では，静止時の安定性に加えて，立ち直りなどのバランス反応を確認して，トイレなど様々な坐位場面での坐位保持が可能か評価する。立ち上がり・立位・移乗では，どの程度麻痺側下肢に支持性があるか，足底接地ができているか，足の踏み替えができているかなど評価する。麻痺の影響により，左右のアンバランスが生じるため坐位や立位の姿勢の評価をする。姿勢や動作方法が健側優位になりやすいために体軸が健側に偏位しやすい。また，健側上下肢に負担がかかりやすいため，健側の痛みや麻痺側の肩手症候群などの痛みには注意が必要である。健側筋力については，廃用による筋力低下がないか評価することも重要である。

【移動能力（屋内，屋外）】

　移動能力の評価では，自宅退院時の歩行能力を参考にしながら，装具の使用の有無や種類を確認する。膝周囲の麻痺が強く体重支持ができない人の場合は長下

肢装具，筋緊張が亢進して内反尖足が強い人には短下肢装具，筋緊張は強くないがstageⅢ程度で足関節背屈など随意運動が困難な人の場合はシューホーンブレースを使用する。杖の種類は歩行の安定性により4点杖やT字杖を選択する。そして，1人で行えるのか，介助が必要なのか，歩行距離はどの程度行えるのか評価する。歩容の評価は，片麻痺の場合，麻痺や筋緊張の影響により左右のバランスが崩れ，健側優位動作パターンになりやすい。また，反張膝は，麻痺側下肢に荷重した際に膝が過伸展してしまう症状であり，経年経過による痛みの原因となるため注意が必要である。そして，車椅子などの使用を含めて，移動をどのように行うのが最適か評価する。

【日常生活活動（ADL）】

　トイレ，入浴，更衣，食事，整容などの評価を行う。トイレや入浴に関しては，必要であれば手すりや段差解消など，住環境の整備や福祉用具の選定を行う。トイレでは，トイレまでの移動方法，便座への移乗，着衣動作などを評価する。移動能力を考慮して，尿器やポータブルトイレの必要性も検討する。入浴では，洗体動作や浴槽の出入りなどの確認や，手すり，シャワーチェアー，滑り止めマットなどの福祉用具の選定を行う。

【その他，内部疾患のリスク管理】

　血圧管理や運動時の血圧変動などのリスク管理の必要性を確認する。また，糖尿病や慢性腎不全などの場合は，麻痺側の筋緊張が上がりにくかったり，人工透析を行っている人などでは体力向上が思うように進まないことが多いなど，予後予測の際の参考になる。

【本人・家族の希望】

　本人・家族の希望を聴取し，評価をもとにして短期的・長期的な目標設定をする。そして，療法プログラムを組み立てていく。

2　療法の進め方

　ここでは，運動麻痺回復段階と感覚障害の程度で分類して説明する。

【回復段階：stageⅢ，感覚障害：重度】

　StageⅢということで足関節の分離運動が難しいレベルで下肢装具を使用している。装具の種類はプラスティック性のシューホーンブレースが多いが足関節や足部の筋緊張が強く，内反尖足傾向が強い場合は，ステンレス支柱付きの短下肢装具（SLB）を使用する。膝関節周囲の支持性が低い場合や下肢屈曲共同運動パターンが強い場合には大腿部までアルミ支柱があり膝関節を伸展位で固定できる長下肢装具（LLB）を使用する。

感覚障害が重度の場合は，麻痺側を自分の身体として認識しにくく，荷重したときにどの程度自分の足に体重が乗っているのか，足底から感じとる地面の凹凸や傾斜などの情報がわかりにくくなっている。麻痺側下肢に体重を乗せたときに「足をついている感覚がわからなくて怖い」「足の裏が舟底みたいに不安定な感覚」など訴えを聞くことがある。荷重練習のときには足底からの感覚入力を促すために装具を外して裸足や靴下の状態で坐位や立位で荷重刺激を入れることも行う。また，足関節の筋緊張が亢進している場合にはゆっくりと荷重刺激を入れることで筋緊張を抑制することも目的に行う。ただし，足関節の不安定性や筋緊張が亢進して内反尖足傾向の場合には足部の外傷に注意して慎重に荷重練習をする必要がある。

　麻痺側下肢に体重移動ができない場合は，健側下肢や杖などを使用する場合には上肢に頼るために体軸が健側へ偏位した状態での歩行となる。このような歩行を継続していると左右のアンバランスを生じ，健側上下肢への負担が多くなり痛みを誘発する。また，麻痺側下肢への荷重が不十分な状態が続くと支持性が向上しないだけでなく，足部の筋緊張も亢進しやすくなる。ベッド上での股関節周囲筋や下部体幹筋の筋活動向上を行いながら，立位，歩行での荷重練習を進めていく。鏡を使用して視覚からのフィードバックを利用することも有効である。

　上肢の感覚障害が重度の場合は，起き上がり時に麻痺側上肢を置き忘れたり，ぶつけても気がつかないなど外傷する可能性が高いので健側上肢で麻痺側上肢のポジショニングをしたり，健側上肢による介助運動をするなど麻痺側上肢に対する意識づけや自己管理を促すことが重要である。

【回復段階：stage Ⅲ，感覚障害：軽度】

　装具の考え方については①と同様である。

　感覚障害が軽度の場合は，比較的スムーズに荷重練習が行えることが多い。麻痺側下肢の支持性向上のための荷重練習は麻痺側下肢への体重移動や麻痺側下肢で支持して健側下肢をステップする，スクワット動作で膝コントロール練習をするなど行っていく。装具を装着した状態で歩行できることが多いが，足部の筋緊張が強く，股関節周囲の緊張が低く，膝周囲の支持性が低い場合には反張膝を呈することがあるので注意が必要である。歩行ができているからということで反張膝を見落としてしまうと将来的に膝の痛みの発生が予想され，修正も困難となってしまうため，歩容の評価は重要である。反張膝に関しては，股関節周囲筋や下部体幹筋の筋活動を向上するとともに様々な膝関節の屈曲角度で荷重できるように練習していく。特に軽度屈曲位から完全伸展位の範囲での支持が難しいのでこ

の範囲での荷重練習を重点的に行う。

　上肢の感覚障害が軽度であっても，歩行などで筋緊張が亢進してしまうことが多い。歩行後に健側上肢で介助してストレッチを行い，筋緊張を抑制するなどの自己管理を助言する必要がある。

【回復段階：stage Ⅳ～Ⅴ，感覚障害：重度】

　Stage Ⅳ～Ⅴは足関節の分離運動が可能なレベルなので下肢装具なしで歩行可能なことが多い。装具を使用する場合は簡易的な足関節短下肢装具を使用することもある。

　運動麻痺が軽度であっても感覚障害が重度のこともある。運動麻痺が軽度ということで歩行能力が保たれ屋外歩行が可能なことが多いが，過剰な歩行量により足部の筋緊張が亢進することがある。感覚障害が重度の場合は足部の緊張の変化を捉えにくく，傷ができても気づかずに歩行し続けてしまったりすることもあるので注意が必要である。この場合は，自己管理の助言が重要になる。歩行後に麻痺側下肢の足関節を中心にストレッチを行うことや足部に傷がないか確認することを行ってもらう。足部の筋緊張亢進が強い場合は歩行量が過負荷になっている可能性もあるので調整していく必要がある。

【回復段階：stage Ⅳ～Ⅴ，感覚障害：軽度】

　装具などの考え方は上述の重度と同様である。

　感覚障害が軽度の場合は，歩行能力が保たれ屋外歩行が可能なことが多い。重度と比較すると足部の状態は捉えやすい。しかし，麻痺側下肢のケアや歩行量の調整などを自己管理していくことは重要であり，重度と同様に助言していく。

　発症から数年から10年経過している人の場合，麻痺がある中で動きやすい運動パターンで動作を行うことが習慣化されてしまい，本人が気づかないうちに姿勢や歩容が崩れたり，痛みが出現したりすることがある。このような時は再度，訪問療法で対応し，姿勢や歩容を修正するために関わる必要があり，実際の修正には時間がかかることが多い。

　訪問療法では自己管理に注目しているが，修了後，長期間関わりがないときなどは注意が必要であり，本人・家族，ケアマネジャーなどが身体機能の変化など注意点を伝え，変化があれば療法士へ相談してもらうようにすることが重要である。

3　肩の痛み

　身体の関節の中で唯一関節が固定されておらずぶら下がる形となっている肩は，上腕骨，肩甲骨，鎖骨からなっている。大きなボールと浅い受け皿でなって

いる関節のため可動域が大きく，自由度が高い一方で構造上の問題から位置が変わりやすく，安定しない。重力の影響で脱臼をまねきやすく，脳疾患などで肩の筋の麻痺や筋緊張のバランス不良があることで痛みを生じやすい。

【痛みの原因】

　経験上では①麻痺が重度であり意識障害や高次脳機能障害があるために肩の位置の管理が難しい場合，自分の手を下敷にして寝てしまうなど肩の関節の位置が異常になっている時間が長く，痛みを生じたり，腕の重みを管理することができず亜脱臼をまねくことで肩手症候群（肩や手部の強い痛みと手の甲の浮腫や熱感を生じる）になりやすい。また，②麻痺が中等度あるいは軽度で随意的に動かすことができる部分がある場合についても，不安定な筋活動で拘縮をまねいていたり，動きやすい方向にのみ肩を動かすことで肩周囲の筋や靱帯を傷つけたり関節の位置の偏移を生じる。それらが原因で肩手症候群を引き起こすことがある。最後に，③麻痺そのものは軽度だが小脳の脳血管疾患などで運動失調がある場合，体幹の失調症状や立位時の不安定感を上肢の筋力でコントロールしようとすることが多く，過剰に使用してしまうことで痛みを生じやすい。

【痛みの管理】

　肩周囲の筋や腱の軟部組織が拘縮し，それが引き延ばされたり，拘縮したまま関節を動かすと痛みを生じやすい。脳血管疾患では姿勢によって筋緊張が変化するため身体全体が安定する臥位で痛みの出ない範囲から肩の関節を動かしていく。また肩の位置が重力でぶらさがる格好にならないように寝る際は肩の下に枕を置き，肩が背中側へ落ち込みすぎないようにしたり，車椅子や椅子に座る際にテーブルに手をのせる，クッションの上に手をのせるなどの工夫をする。

　肩の痛みは上肢だけが原因ではなく体幹や下肢の筋力低下が大きく影響することも多く，姿勢や体幹，肩甲骨周囲や肩関節周囲の筋力の評価をもとに肩関節の位置が正常の位置におさまっていられるよう自分でできる運動を促していくと同時に日常の姿勢や使い方を指導していく必要がある。肩甲骨を上下に動かす運動や背中の中心に寄せる運動で肩甲骨周囲，体幹の前屈や回旋運動で体幹の筋力を高める。体幹全体が重力に負けて円背とならないよう日常の姿勢を見直していけるように助言し，本人が自分で運動麻痺の改善や痛みのコントロールができるように促す必要がある。

2) 運動失調の症状

1 評価

協調運動とは運動を円滑に行うために，多くの筋が調和を保ちながら動くことである．この協調障害の1つに運動失調がある．

運動失調とは，運動の方向と程度を随意的にコントロールすることができず，体位や姿勢を正常に保つ随意的運動や反射的筋収縮が損なわれた状態である[7]．立位姿勢は特徴的で両足を広げた状態で両手を広げてバランスをとっている．歩行は両足を広げて両側へよろめくように歩く「酔っぱらい歩行(drunken gait)」を呈する．話し方にも特徴があり，発語が爆発的で不明瞭，または緩慢になる．音節が不明瞭となり，酔っぱらいのようになり失調言語と言われる．

その他，協調運動障害には，日常の動作の順序や調和が障害された状態である「共同運動障害」，随意運動を目的のところで止めることのできない「測定障害」，上下肢を交互に反復する運動ができない「変換運動障害」，「筋緊張低下」，「振戦」などがある．

【運動失調】

小脳・脳幹障害でみられる運動失調では，測定障害，変換運動障害，運動の協調障害，平衡障害などにより四肢の動作が拙劣となる．動作時振戦がみられることが多く，筋緊張は低下する．

四肢の運動失調検査は，療法士の指先と本人の鼻を触ってもらう「鼻指鼻試験」や，療法士の指先を本人の足指で触ってもらう「足指手指試験」などで振戦の程度を評価する．測定障害検査は，実際にコップや物をつかんでもらう「コップつかみ運動」で目標物をつかめるか，動揺の有無などを評価する．変換運動障害では手のひらを連続して返してもらう「手回内・回外試験」で運動変換障害の有無を評価する．上下肢の失調症状がみられる場合，運動のコントロールがうまくいかずにぶつけたり外傷を受けないよう注意が必要である．

体幹の運動失調では，体幹の動揺がみられるため，立位姿勢で両足を拡げてワイドベース歩行をすることで安定感を得ようとする．立位姿勢で両足を拡げたワイドベースになり，体幹の動揺がみられる．「ロンベルグ試験」は両足をそろえ，つま先を閉じ，次に閉眼する．身体の動揺が著明であればロンベルグ徴候陽性と判断する．体幹失調がある場合は，坐位や立位での不安定感が強く，転倒に注意が必要である．体幹失調については，坐位，立位での体幹動揺やバランス障害を評価する．静止時だけでなく，リーチや重心移動などをどの程度行えるか，評価することも重要である．

四肢運動失調や体幹失調による基本動作への影響に注意が必要である。起き上がりは体幹の固定性が低く，回旋動作も入りにくいので，上肢の力を利用して手すりを無理に引っ張り起きることが多い。坐位姿勢を保持するのに手すりが必要なのか，手放しで可能なのか，前屈やリーチなど上体の動きに対してバランスを保持して立ち直ることが可能なのかを評価する。立ち上がりも手すりを強く引っ張り，無理に立ち上がることが多い。前屈動作をして，下肢に重心を移して立ち上がることができるか評価する。移乗動作の場合は，その場で足を踏み換えて身体を回転させる必要がある。踏み換え時の下肢失調症状の影響や，方向転換時のバランス状態や，移乗時にどの方向に回転するのが安定しているのかなどを評価する。

　体幹失調では，体幹中枢部の筋緊張や四肢近位部の筋緊張が低い場合が多いので評価する。中枢部の筋緊張が低く，失調症状による動揺や不安定感が強いと，手すりに過剰な力でつかまる動作が重なることで，手指や手首・肩関節などに痛みが出現しやすいので評価が必要である。また，発症初期にみられるめまいの影響により，離床が難しいことがあり，その場合，四肢・体幹の筋力低下が失調症状と重なることが多い。廃用性の筋力低下の有無を見落としてはならない。姿勢については，体幹失調を呈する場合には立位保持が不安定になるため，歩隔を広くとることで安定感を得ようとすることが多い。

【移動能力（屋内，屋外）】

　運動失調の場合，立位，歩行での体幹動揺やバランス障害の影響を評価し，安全性を考慮して移動手段を検討する。バランス障害が強く，屋内歩行に介助を要する場合は当面の移動を車椅子とし，歩行器や杖による歩行練習を行いながら身体機能にあった移動手段を評価していく。屋内車椅子自操についても四肢運動失調の影響を評価する。

　屋外移動については車椅子介助の場合が多いが，行動範囲拡大時には電動車椅子の導入も検討する。導入時には，操作能力などを評価しながら練習していく。

【日常生活活動（ADL）】

　食事，整容，更衣，トイレ，入浴などの評価を行う。必要であれば手すりや段差解消など，住環境の整備や福祉用具の選定を行う。夜間帯のトイレに関しては，頻度や尿器，ポータブルトイレなどの必要性を評価する。入浴では，動作方法や手すり，シャワーチェアー，滑り止めマットなどの必要性を評価する。

2 療法の進め方

【四肢運動失調】

　四肢運動失調に対しては，四肢運動のコントロール練習を行いながら，体幹部や四肢近位部の固定性向上を図っていく必要がある。下肢に運動失調がある場合には股関節周囲や下部体幹筋の固定性を向上させるブリッジや下肢を空中で保持するプレーシング，腹部筋の活動を行う。下肢コントロール練習では療法士の手を様々な位置に移動し，目標物に対してコントロールしながら足で触ってもらう。自転車漕ぎや坐位での足踏みのように左右下肢交互運動を行うことで左右下肢の運動スピード調節や協調性向上を図っていく。ボールを使用して下肢コントロール練習することも有効である。静止したボールを蹴ってもらうところから始める。ボールに対して足部当てることや蹴る力加減の調整をしてもらいながら行う。次に転がしたボールに対してタイミングを合わせて蹴ることで運動のタイミングを向上できる。このときにボールのスピードや距離を変化させることでさらに応用していく。

【体幹失調，バランス】

　体幹失調に関しては，様々な姿勢での体幹筋活動を行っていく。ベッド上でのブリッジ動作は上げ下ろしや上げた状態で保持を行う。片脚で同様に行うとさらに負荷が高まる。腹筋活動は腹直筋を意識した正面に上体を起こす動作に加えて腹斜筋を意識した回旋を入れて上体を起こす動作を行うと腹部筋活動が向上する。

　坐位での体幹活動は動的なバランス練習も加えながら行っていく。前後，左右，上下など様々な方向へのリーチ動作を行いながら立ち直り反応や動的バランス能力向上を図っていく。

　四つ這いでは姿勢を保持することから開始する。保持が安定すれば片手を挙げる，片足を挙げる，対側上下肢を挙げる，同側上下肢を挙げるなど行いながらバランスを保持する練習をする。四つ這いの状態で前後，左右に移動することもバランスを保持しながら行っていく。

　膝立ちでは姿勢を保持することから行うが腰が引けないように姿勢に注意して行う。保持が安定すればリーチ動作を行いながら動的にバランスをとりながら行う。また，片足を立てた状態でのバランス保持なども行っていく。四つ這いや膝立ちなどを行う際の床からの立ち上がり動作も体幹活動を向上させる動作練習となる。

　立位ではワイドベースになっている歩隔を肩幅程度の状態で保持することから始める。徐々に前後，左右に体重移動する練習や体幹回旋動作，リーチ動作を加える，しゃがみこんで床を手で触る動きは重心が上下動しながらバランスをとる

など動的にバランスを保持する．前後，左右に足をステップする，片足を上げてバランスをとるなどを加えながら歩行練習へとつなげていく．その場で足を踏み替えて回転する動作は方向転換の練習として行う．

【歩行】

　歩行練習はピックアップ歩行器（キャスターなし）で行う．まずは歩行器を把持してバランスをとる，その場で足踏みをする，ステップをするなどから練習し，実際に歩行練習を行っていく．下肢失調がある場合は降りだす幅や接地するスピードがコントロールしにくいため，反対下肢に揃えるようにするなど接地する目安を提示して意識してもらうことで下肢コントロールの練習になる．膝が伸展位で固定してしまうことがあり，膝を軽度屈曲位でコントロールして支持することも練習していく．スピードのコントロールがつきにくく，どんどん歩行スピードが速くなってしまいバランスを崩したり，方向転換時や椅子に座る際にバランスを崩すことが多いので注意が必要である．歩行器での歩行が安定すれば4点杖を使用して介助歩行から始める．歩行器と比較すると支持力が低下するが立位でのバランス練習と併せて行っていく．4点杖歩行練習も歩行器同様にすすめていく．4点杖介助歩行ができると，車椅子外出先で店内を短距離介助歩行できるなど移動方法の幅が広がり行動範囲も拡大しやすくなっていくので家族やヘルパーなどへ介助方法などを伝達しながら一緒に介助歩行してもらうことも歩行の機会を増やすことにもつながっていく．

【痛み】

　運動失調の場合は体幹動揺の影響で立位での動揺が強くみられ，そのために本人はバランスをとろうとして手すりなどに強くつかまることを日常の動作で繰り返す．その影響により，肩や手指など上肢の痛みが出現することが多い．体幹機能向上により動揺が減少して立位バランスが向上すると上肢の負担は減少するが，途中経過の上肢の痛みには注意が必要である．

　具体的な療法の進め方については，4章の事例紹介で述べる．

文献

1) 厚生労働省の平成29年患者調査の概況.
　[https://www.mhlw.go.jp/toukei/saikin/hw/kanja/17/dl/kanja.pdf]
2) 厚生労働省：平成28年国民生活基礎調査の概況.
　[https://www.mhlw.go.jp/toukei/saikin/hw/k-tyosa/k-tyosa16/dl/16.pdf]
3) 松澤正：理学療法評価法. 金原出版, 1997.
4) Brunnstrom S:Movement therapy in hemiplegia: A neurophysiological approach. Harper & Row, 1970.
5) 上田敏：目でみる脳卒中リハビリテーション. 東京大学出版会, 1981.

3章 訪問療法における主な疾患

2 高次脳機能障害

藤田真樹

　高次脳機能障害とは，疾患や事故などの様々な原因で脳が損傷を受けたことにより言語，記憶，注意，遂行機能，感情のコントロールなどに障害がおきた状態を言い，その症状が原因で日常生活または社会生活に制約が出ている状態を示す。

1 脳と高次脳機能

　脳は大きく大脳，小脳，脳幹の3つの部位に分けられる。その中で大脳は脳の約80％を占め，思考，創造，記憶，判断，理解などをつかさどっている。
　高次脳機能とは，経験や認識に基づいて判断したり創造したり，あるいは言語を使ったり，考え，記憶し，新たな事柄を学習したりする人間的な脳機能を意味し，いわゆる「人間らしさ」をつくり上げる脳の働き全般を表す。

2 代表的な症状

1) 神経心理ピラミッド

　高次脳機能障害，主に前頭葉症状を理解するのに便利な「神経心理ピラミッド」(ニューヨーク大学ラスク研究所)を示す(図1)[1]。
　これは前頭葉を基盤とした高次脳機能障害を，底辺から①覚醒・警戒態勢・心的エネルギー，②抑制・発動性，③注意力と集中力，④情報処理・効率性・速度，⑤記憶，⑥論理的思考力・まとめ力・多様な発想力・遂行機能，⑦自己の気づき—の7つに階層化し，脳の機能は独立して存在するのではなく[2,3]階層構造的に捉えるべきで，下位機能の低下が上位機能に影響を与えることを表している[4]。
　一番底辺にある覚醒や心的エネルギー，つまり精神的な疲労感の存在は，それより上の階層である抑制・発動性，つまりイライラ感，意欲のなさを生む。それにより，注意力と集中力が欠け，情報処理や記憶にも悪影響を及ぼす。それらが欠けることにより論理的思考力や遂行機能が障害され，なかなか自己の気づきに

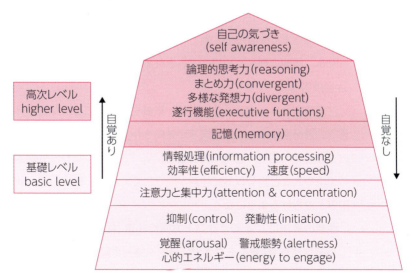

図1 ニューヨーク大学ラスク研究所による神経心理ピラミッド
(文献1を改変)

つながらない，という階層になっていると考えられている．

2) 代表的な症状

以下に，高次脳機能障害の中でもよくみられる症状について挙げる[5,6]．症状は1つだけとは限らず，強弱がありながら同時に認められることもある．

1 意識・覚醒の低下

意識・覚醒の低下は，認知機能の最も核となる概念である．意識や覚醒がないと気を失った状態であり，意識・覚醒があると目が覚めて様々な刺激に反応できる状態である．主な症状として，目は開いているが，霧がかかったようにボーっとしていたり，動きや反応，発話が遅い，あるいはそれらがない状態である．

2 社会的行動障害

社会的行動障害とは，意欲・発動性の低下（自発的な活動が乏しく，原因となる運動障害はないのに1日中ベッドから離れないなど），情動コントロール障害（イライラした気分が徐々に過剰な感情的反応や攻撃的行動にエスカレートし，自分ではコントロールすることができないなど），対人関係の障害（過度に親密で脱抑制的な発言および接近行動，皮肉や抽象的な事柄の認知が困難など），依存的行動（人格機能の低下による子どもがえりと発動性の低下を同時に呈していることが多く，甘えや依存が強くなるなど），固執（遂行機能障害の結果として表面

化することが多いが，問題を解決していくうえで，確立した手順・習慣通りに行動すればうまくできるが，新たな問題には行動の転換ができず固着するなどがみられる。周囲の理解や環境に左右されることが多い。

3　注意障害

注意障害とは，意識を注ぐこと，意識を向けること，気を向けることの障害を言う。自分を中心にして内向きか外向きかで分類すると，内向きの注意障害では自分の感覚，感情，思考，疲労などに気づきにくくなり，外向きの障害では周囲の環境や人など自分以外に注意が向きにくくなり，他人，物，状況などの把握に困難がみられるようになる。

注意の機能は，全般性注意と方向性注意（後述）に分けられ，全般的注意は，①持続性注意（注意をそらさずに目的を持って続けられる力），②選択性注意（いろいろな刺激の中からターゲットとなる1つの刺激をみつけられる力），③配分性注意（一度に2つ以上の刺激に対して同時に注意を向け，その強弱を調整する力），④転換性注意（1つの行動から別の行動へと注意の方向を変えられる力）—の4つに分類され[7]，すべてが障害される場合もあれば，得意・不得意がある場合もある。主な症状として1つのことに集中できなかったり，同時に物事をこなせなくなったり，ほかのことへ行動を切り替えられず同じことをずっと行っていたりする。

4　半側空間無視（方向性注意障害）

半側空間無視は，片側の刺激に気づかない，反応しない症状を指す。通常利き手が右の場合，右大脳の障害で反対側の左側の認知障害を引き起こすことが多く，左側の刺激に気がつかなかったり，自分の左半側をないもののようにまったく使用しなかったりすることがある。

5　記憶障害

記憶障害は，記銘（頭に入れる・覚える），保持（覚えた内容を頭に持ち続ける），想起（覚えた内容を頭から引き出す・思い出す）に分けられ，これらのすべて，あるいは一部が障害され，記憶に問題が生じることを言う。

時間による分類では，即時記憶（ごく短時間で覚えて思い出す。例：電話をかける際の電話番号），短期記憶（覚えてから数分・数時間後に思い出す。例：頼まれた伝言を思い出して伝える），長期記憶（覚えてから数日，数週間，数年後に思い出す。例：小学校の担任の先生の名前）があり[8, 9]，長期記憶の内容による分類では，意味記憶（知識的なもの。例：猫は魚が好き），エピソード記憶（物語的なもの。例：昨日食べたケーキが美味しかった），手続き記憶（身体に染みついてい

る記憶。例：自転車に乗る，楽器を弾く）に分類できる[10]。

　同じ出来事や対象物であっても，その記憶は人によって，また興味や感想によってまったく異なる。印象深く感じたことは忘れない傾向が強いが，人によるところが大きい。主な症状として，新しく何かを覚えることが難しくなったり，今行ったことを忘れて同じことを繰り返す場合がある。また，日付・曜日・時間がわからなくなったり，興味のあることとないことの記憶に極端な差が出ることもある。発症前の記憶は比較的保たれていることが多い。

6　遂行機能障害

　遂行機能障害とは，物事を効率的にこなすための計画，段取りを立てる力を言う。つまり，「計画」し「段取り」を考え，それを「実行」しながらきちんとこなせているか，自分で「確認」する。モニタリングし，「修正」する。すべてが揃って遂行機能となるため，一部が欠けると遂行機能障害となる。

　主な症状として，やるべきことの優先順位がつけられないために，仕事や家事に時間がかかる，自分で話していることのモニタリングが難しいため，言い間違いや失言に気づけない。行き当たりばったりな行動が多く，完成しないまま中途半端に終えてしまうことがある。

7　失語症

　失語症とは，大脳の病変により，話す，聞く，読む，書くなどの言語機能に障害が生じることを言う。通常利き手が右の場合，左大脳の病変で出現する。主な症状としては，物の名前が出てこなかったり聞き誤ったりしてコミュニケーションが困難になったり，読み書きが障害されたりする。計算障害を伴うことが多い。一方で，「読むことはできるが話すことができない」など，能力に差がみられることもある。

8　失行症

　失行症は，動作や行為において使用する道具や身体の使い方に障害を呈することを言う。主な症状としては，使用する道具を間違えたり（ひげを剃ろうと思っているのに歯ブラシを持ってしまうなど），道具の使い方がわからなくなったり（歯ブラシの毛を歯に当てず口の中で動かしてしまう，ライターの点火の仕方がわからないなど）する。

3 評価と療法の進め方

　最近では，脳血管疾患の訪問療法依頼時に「高次脳機能障害がある」と連絡を受けることが多い。脳の器質的病変があれば，急性期には何かしらの高次脳機能障害がみられるのはおかしくないと考えられるため，生活期でのリハビリテーションとその後の予後予測を含め，どのように評価していくかを述べる。4章の事例紹介にみられる高次脳機能障害を中心に述べる。

1）評価のポイント

1　事前情報

　開始時より高次脳機能障害について相談が出ているようであれば，医療機関などから事前に情報をもらっておくと評価がスムーズに行える。

　言語中枢の所在を知るための利き手，病巣を知るためのMRI・CTなど病院で行ってきた検査所見，また，高次脳機能障害が実際の日常生活に影響しているかという観点から生活状況を確認する。それらは，リハビリテーションサマリーなどを見て，おおまかに把握することができる。また，入院時と退院時でどう改善しているかを知っておくと予後の予測に役立つ。

　入院中の一般的な検査を以下に示す。

【知能検査】

　簡易なものは，改訂 長谷川式簡易知能評価スケール（HDS-R），MMSE（Mini Mental State Examination），言語を使用しないものとしてレーヴン色彩マトリックス検査，コース立方体組み合わせテストがある。複雑だが言語性，動作性の評価がされており，高次脳機能障害の有無のほか，本人の得意分野も評価できるものとしてWAIS-R，WAIS-Ⅲがある。

【失語症検査】

　標準失語症検査（Standard Language Test of Aphasia；SLTA），ウエスタン総合失語症検査（Western Aphasia Battery；WAB）が用いられることが多い。

【失行症の検査】

　ウエスタン総合失語症検査の「行為」の部分や，指・手の模倣の検査を実施する。

【注意障害の検査】

　総合評価として標準注意検査法（Clinical Assessment for Attention；CAT）があり，半側空間無視に関しては行動性無視検査（Behavioural Inattention

Test；BIT）が用いられる．また，転換性を診るためにTrail Making Testを用いたり，視覚性検査では複合数字抹消検査（Compound Digit Cancellation Test；CDCT），聴覚性検査としてPASAT（Paced Auditory Serial Addition Task）を用いる．そのほか，書字検査や図形模写を用いる．半側空間無視の簡易検査としては，線分二等分検査，アルバートの線分抹消検査，花の絵の模写や時計模写，人物画を用いる．Reyの複雑図形は本来記憶の検査に用いるが，簡単な図形で症状が把握しにくい場合は，筆者は模写の検査として向きを変えて用いている（4章4，5参照）．

【記憶障害の検査】

総合的な検査としては，ウェクスラー記憶検査改訂版や日本版リバーミード行動記憶検査が用いられる．簡易なものでは，言語性では三宅式記銘力検査，視覚性ではReyの複雑図形の模写と再生検査がある．

2　訪問時の印象

ほかの疾患を含めて言えることではあるが，症状は変化していくものである．一方で療法士も人間であり，顔を合わせるうちに印象も変わってきてしまうので，初回訪問時に感じた違和感や印象は客観的評価として残しておく．「礼節は保たれており，丁寧に対応するが，30分ほどで落ちつきがなくなり，視線が合わなくなる．きょろきょろとしはじめたり，あくびが出る．質問に対しては，ほぼ自分で答えることはなく，夫に視線を向け『どう？』と代わりに答えてもらおうとする」など，解釈を入れずに印象のみ記載しておく．社会的交流を目標にする際に対策を立てる必要がある部分であり，症状の変化によってこれらの印象も変化していく．

3　生活リズム

脳の回復を支援するためには，休息や栄養など日常生活の基礎となる部分が整っていることが望ましい．生活リズム，睡眠リズム（夜は何回起きるか，日中の昼寝はどのくらいか），疲労，活動量などを評価する．本人・家族から聴取したり，ケアマネジャー，ホームヘルパー，デイサービスなどの通所先から情報をもらう．

4　本人・家族の困りごとと希望

本人が今の状況や頭の働き具合を自分でどう捉えているか，本人や家族・介護者に困りごとはないのかを聴取する．時に本人は症状の理解が難しく楽観的になっていることがある．本人・家族の希望を聴取し，現実的なものか，両者が一致しているのかなどを評価・分析する必要がある．

5　ADL・IADLの状況

　　高次脳機能障害が実際の生活に影響していないかを評価する。身の回りのことは1人で行えるのか，介助が必要なのか。買い物や外出はできるのか，道に迷わずに帰ってこられるのか。そしてその方法（代償手段を使っているのか，繰り返し行ってできるようになったのかなど）を聴取し検討していく必要がある。本人が現実感のない答えをすることもあるため，聴取だけでなく実際に一緒に行ってみて評価するほうが現状を把握しやすい場合も多い。

6　高次脳機能の評価

　　検査は，1の検査の一部を本人の負担にならない程度とし，本人にあまり自覚がなく拒否的であれば無理に実施せず，観察で高次脳機能の評価を実施している。

　　表情・目線では，無表情でぼんやりしていれば，覚醒そのものに障害がみられる可能性がある。脳機能全体が低下しているため，注意障害や遂行機能障害が疑われる。また目線が右ばかり見ているようであれば，左半側無視の可能性がある。

　　話をしてみて言葉が出にくく，詰まったり適切でない言葉が出てしまうようであれば，失語症の可能性がある。また逆に多弁で関係のないことまで話したり，こちらの話を聞いていない様子であれば，注意障害や行動障害を疑う。

　　うまく食事ができず手づかみになったり，歯磨きやひげ剃りができない場合は，失行症の可能性がある。

　　障害にばかり目を向けず，良い点を一緒に評価する必要がある。好きなことや残存能力を評価すると代償手段の獲得につながったり，モチベーションの高さを利用しながら回復を図ることができるからである。検査後は生活に落とし込んでフィードバックを行い，周囲の人への協力や本人の理解を促していく。

7　家族・スタッフの介護力

　　周囲の環境は，本人の回復や代償活動の獲得に大きく影響する。日中独居・留守居の可否のほか，ヘルパーの介助の必要性，ヘルパーが本人のことを理解し，好循環を生むような関係性が構築できるのかを評価する。

8　介入による自覚・改善

　　アドバイスが生かされているか，高次脳機能障害に対する自覚ができているかなどを評価していく。本人が試行錯誤できたり，アドバイスに真面目に取り組むことができると，重い高次脳機能障害が残存していても活動が広がる可能性が高い。

2) 療法の進め方

　本人も周囲も気づきにくい障害のため，筋力が向上していくように自覚しながら練習していくことが難しい．前項の評価のポイントで述べた1～4について観察したり聴取したりして評価し，5～8について本人がどのような状況にあるか明確にする．疲れやすいかどうか評価し，障害されてない能力や得意なことを活用する，わかりやすく数値化・図式化して自分のことを理解できるよう支援する，情報を減らし単純化するなど，その人に合わせてわかりやすい目標とフィードバックを心がける．

　例えば，記憶や遂行機能に障害があると活動の順番があいまいになり，最終的に達成できないことがある．そうならないためチェックリストを用いて持ち物をチェックしたり，外出までの活動を，①チェックリストを見て鞄の荷物を確認する，②電気の消し忘れがないかチェックリストを見て部屋を確認する，③出かけることを通所先に電話する，④携帯電話を首から下げる，⑤家の鍵を閉める―など準備をパターン化，あるいはチェックリスト化して，自分の行動について代償手段を用いて達成する．

　また，これらの活動について本人の達成度を自己評価してもらい，失敗の原因を一緒に考え，その対策を検討する．本人も周囲も理解できるよう数値化するなど工夫をする．介入で可能になれば，それと同様の方法で少しずつできることが増えるように本人・介助者にアドバイスする．そうした中で自身の特徴に気づきはじめることが多い．時折，「何がやりにくいか」「どうしたらやりやすいか」「工夫をしていることはあるか」など本人の考えを聞き出し，それに対して療法士としての考えをアドバイスしていく．本人・家族に理解を促す際は，神経心理ピラミッドを利用し，図を見て本人が不得意になっていることを説明したり，下位の項目から整えていくように働きかける．また，周囲からどのような声かけが必要か，どのような環境が望ましいかなどをアドバイスする．活動は長所や興味など，本人の良い点と結びついているほうが成果は上がりやすい．

　本人が自覚的になり，生活面や高次脳機能障害を自己管理していこうという気持ちが出てきた際，本人の希望があれば再検査を実施することがある．よりわかりやすい方法で，本人の障害されている部分を数値化し，過去と比較し改善点を明確にすると同時に，今後の課題と生活上の注意点を伝え，さらなる自己管理を促していく．周囲にも同様にフィードバックし，介助の方法を変更したり，1人で行う部分を増やしていけるようアドバイスしていく．具体的な療法の進め方は4章の事例紹介で述べる．

文献

1) 立神粧子：ニューヨーク大学医療センター・ラスク研究所における脳損傷者通院プログラム：「脳損傷者通院プログラム」における前頭葉障害の補塡戦略（前編）. 総合リハ. 2006；34(10)：1000-5.
2) Ben-Yishay Y：Reflections on the evolutuin of the therapeutic milieu concept. Neuropsychol Rehabil. 1996；6(4)：327-43.
3) Richardson JTE：Cognition and language. Clinical and Neuropsychological aspects of closed head injury. Second edition. Psycology Press, 2000, p125-56.
4) 先崎章：脳外傷の高次脳機能障害（神経心理学的障害）─精神科的問題がみられた症例をもとに─. 精神誌. 2007；109(3)：199-214.
5) 橋本圭司：高次脳機能障害がわかる本─対応とリハビリテーション. 法研, 2007, p60-112.
6) 橋本圭司：高次脳機能障害 どのように対応するか. PHP研究所, 2006, p50-73.
7) Sohlberg MM, et al：Attention process training. Association for Neuropsychological Research and Development. 1986.
8) Squire LR, et al：Memory：brain systems and behavior. Trends Neurosci. 1988；11(4)：170-5.
9) Knowlton BJ, et al：The learning of categories：parallel brain systems for item memory and category knowledge. Science. 1993；262(5140)：1747-9.
10) Tulving E：Episodic and semantic memory. Tulving E, Donaldson W, eds. Organization of memory. Academic Press, 1972, p381-403.

3章 訪問療法における主な疾患

3 大腿骨近位部骨折

大島 豊

　大腿骨近位部骨折は，加齢による骨密度減少や筋力低下により，転倒しやすくなると骨折が多くみられる部位である。高齢者になると寝たきりの原因になると言われることが多かった。しかし，近年は，手術技術の進歩により，安静期間も短くなり，禁忌事項も減少し，早期より歩行練習が可能になり，早期に自宅退院が可能になっている。
　以下に大腿部近位部骨折の分類と療法の進め方を説明する。

1 大腿骨近位部骨折とは

1）分類

　大腿骨近位部骨折は，骨折線が関節包の付着部より内側（関節包内）か外側（関節包外）かで，大腿骨頸部骨折と大腿骨転子部骨折とに分類される。

2）大腿骨頸部骨折

　大腿骨頸部骨折は関節包内で生じる骨折で，最も骨癒合しにくい骨折である。骨癒合しにくい理由として，①関節包内骨折のため仮骨形成に必要な骨膜が存在しない，②関節液（滑液）があるため血腫が形成されにくい，③骨頭への栄養血管が乏しく骨頭は阻血状態になる，④骨折部に剪断力がかかりやすく骨癒合が阻害されやすい，⑤骨粗鬆症を有する高齢者の場合は再生能力が低下している[1]，が挙げられる。
　手術に関しては，高齢者では長期臥床による廃用症状や入院に対する不適応を防ぐため，早期離床・歩行を可能にする人工骨頭置換術が選択される。術後数日で歩行練習が可能となり，安静による廃用症状の影響が出にくい。術式の進化により術後の注意事項や動作制限は減っているが，入院中に受けた脱臼に対する注意は，本人・家族には強く印象が残ることが多い。脱臼を心配するあまり，退院後も外転枕の使用を継続したり，横向きで寝られなかったりする生活を送る場合

もある。経過に合わせて注意事項解除の説明をする必要がある。

訪問療法の対象者は，人工骨頭置換術後が多い。自宅退院時には杖や独歩で屋内移動が可能な場合が多く，徐々に屋外歩行練習などを行っていく。

3) 大腿骨転子部骨折

大腿骨転子部骨折は関節包外で生じる骨折で，骨折部の血流が十分に保たれているため，骨癒合しやすい。

手術に関しては，compression hip screw法，Ender pinによる固定法，髄内釘ねじ横止め法などの骨接合術が選択される。術後数日で歩行練習が可能だが，人工骨頭置換術と違い，骨癒合の経過などを確認しながら進めていく必要がある。

2 評価と療法の進め方

1) 評価

1 代表的な評価項目

【関節可動域テスト(ROM-T)】

関節可動域テスト(Range Of Motion Test；ROM-T)とは，身体の各関節を自動的あるいは他動的に動かしたときの関節の運動範囲を測定することである[2]。四肢・体幹の各関節にそれぞれの運動方向や参考可動域がある。性別や年齢などによる影響もあるので考慮が必要である。大腿骨近位部骨折に関係する股関節のROM-T(下肢測定)を示す(表1)[3]。

【徒手筋力テスト(MMT)】

徒手筋力テスト(Manual Muscle Testing；MMT)は個々の筋肉または筋群の筋力を検査するもので，各関節運動に徒手抵抗をかけて6段階で評価する(表2)[4]。評価の流れは，重力に逆らってすべての可動域で運動可能かどうか評価し，可能であればMMT3と判断する。次に中等度の抵抗で可能であればMMT4，最大抵抗で運動可能であればMMT5と判断する。

MMTが3未満の場合，重力を除いた肢位におけるすべての全可能域で運動可能であればMMT2，筋収縮があればMMT1，なければMMT0と判断していく。

【股関節に関わる運動と筋肉】

股関節に関わる運動と筋肉を示す(図1)[5]。股関節屈筋は主動作筋である腸腰筋，腸骨筋補助筋である大腿直筋，縫工筋，大腿筋膜張筋，中臀筋，内転筋群が

表1 下肢測定

部位名	運動方向	参考可動域角度	基本軸	移動軸	測定部位および注意点	参考図
股 hip	屈曲 flexion	125	体幹と平行な線	大腿骨（大転子と大腿骨外顆の中心を結ぶ線）	骨盤と脊柱を十分に固定する 屈曲は背臥位，膝屈曲位で行う 伸展は腹臥位，膝伸展位で行う	
	伸展 extension	15				
	外転 abduction	45	両側の上前腸骨棘を結ぶ線への垂直線	大腿中央線（上前腸骨棘より膝蓋骨中心を結ぶ線）	背臥位で骨盤を固定する 下肢は外旋しないようにする 内転の場合は，反対側の下肢を屈曲挙上してその下を通して内転させる	
	内転 adduction	20				
	外旋 external rotation	45	膝蓋骨より下ろした垂直線	下腿中央線（膝蓋骨中心により足関節内外果中央を結ぶ線）	背臥位で，股関節と膝関節を90度屈曲位にして行う 骨盤の代償を少なくする	
	内旋 internal rotation	45				

（文献3より引用）

表2 MMTの評価

5 (normal)	強い抵抗を加えても完全に動かせる
4 (good)	かなりの抵抗を加えても，なお完全に動かせる
3 (fair)	抵抗を加えなければ，重力に打ち勝って完全に動かせる
2 (poor)	重力を除けば完全に動かせる
1 (trace)	関節は動かない。筋の収縮のみが認められる
0 (zero)	筋の収縮もまったくみられない

（文献4を改変）

あり，股関節屈曲に作用する。股関節伸筋は，主動作筋である大臀筋，半腱様筋，半膜様筋，大腿二頭筋，補助筋である大内転筋，中臀筋があり，股関節伸展に作用する。

　股関節外転筋は主動作筋である中臀筋，小臀筋，補助筋である大腿筋膜張筋，

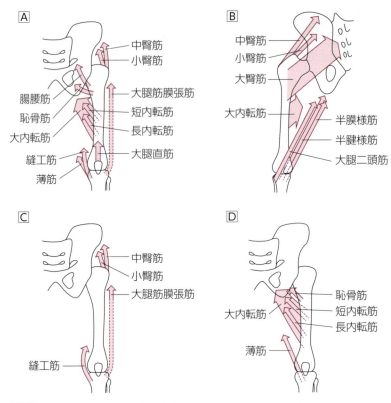

図1 股関節に関わる運動と筋肉
A：股関節屈筋，B：股関節伸筋，C：股関節外転筋，D：股関節内転筋　（文献5より引用）

縫工筋があり，股関節外転に作用する．股関節内転筋は主動作筋である大内転筋，長内転筋，短内転筋，恥骨筋，薄筋があり，股関節内転に作用する．

2　評価のポイント

【受傷前の活動範囲や生活歴】
　外出の頻度や範囲，歩行時の杖の使用や介助の有無などを聴取し，予後予測の参考にする．

【身体機能】

●痛み
　安静時や股関節自動運動時・他動運動時，立位や歩行したときの荷重時の痛みの状態を評価する．痛みが出やすい部位は術創部周囲や大転子周囲や大腿筋膜張筋の筋硬結を伴う痛みがみられやすい．また，円背がある人の場合は股関節屈筋に短縮があり，鼠径部に痛みを生じることも多い．

● ROM-T

　前述したROM-Tの参考可動域があるが，年齢や性別，円背など姿勢の変化など骨折前の身体状態や他疾患による影響にも考慮する必要がある．手術した医師の指示をもとに動作制限があるか確認し，ROM-Tを進めていく．股関節を中心に行い，膝・足関節や脊椎についても確認しておく．股関節屈曲に制限があると坐位・立位での前屈動作や浴槽またぎ動作への影響が，股関節伸展に制限があると立位姿勢や歩容に影響が出やすい．

● MMT

　前述した股関節筋について評価していく．手術による中臀筋のダメージは減少している傾向にあるが，筋力低下を起こしやすい筋肉である．また，股関節を外転する筋肉というだけでなく，立位・歩行時の支持・安定に働き，弱化によりトレンデレンブルグ徴候がみられる重要な筋肉である．トレンデレンブルグ徴候とは，患側立脚時に大腿骨を骨盤に固定できないため，遊脚側に骨盤と上半身が傾く状態である（図2）[6]．また，徐々に筋力低下を起こして転倒した場合は，健側下肢や体幹筋に筋力低下がみられることがあるため，評価をする必要がある．

　訪問療法時のMMTの評価では，股関節屈筋群は背臥位で足が持ち上げられればMMT3とし，抵抗をかけて4，5かどうか，MMTが3未満の場合は2，1，0かどうかを評価する．股関節外転筋の場合，側臥位で足を持ち上げてもらうとき，外転筋が弱い場合には股関節が屈曲しやすいので注意して評価する必要がある．側臥位での評価が難しい場合には背臥位で外転してもらい，運動可能

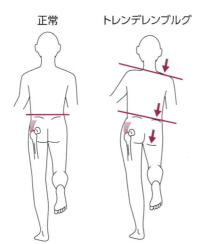

図2　トレンデレンブルグ徴候

（文献6を改変）

であれば抵抗をかけて評価する。股関節伸筋は腹臥位になれない人も多くみられるので，側臥位で伸展してもらい評価する。臨床的には立位や歩行場面で動きながら評価することも多く，トレンデレンブルグ徴候のある場合は股関節外転筋3以下と判断し，詳細の評価を行っていく。

- 基本動作

起き上がり，立ち上がりなどに患側股関節の痛み，可動域，筋力が影響しているか考慮しながら基本動作を評価する。起き上がり時，MMT3以下の場合は自分の足の重さを自力で持ち上げることができず，反対下肢や上肢を使ってベッドへ足を上げ下ろす。立ち上がり時，股関節屈曲制限がある場合は前屈動作が減少し，立ち上がり動作を阻害する。

- 姿勢

立位姿勢は歩容に影響するため円背や側弯など脊椎の変形を含めて姿勢を評価する。受傷前から円背がある場合は股関節伸展制限や下肢筋力のアンバランスや体幹筋筋力低下がみられる。また，脚長差がある場合は骨盤が傾斜し，脊椎アライメントが崩れ，腰痛が出やすい。

【移動能力】

- 入院中の歩行，補助具

入院中の歩行状態の経過を確認する。術後何日後から歩行練習を開始したのか，屋外歩行や階段昇降などの練習をどの程度行っていたか，退院時に歩行補助具は何を使用し，屋内や屋外でどの程度の距離を歩行できたのか聴取する。

- 屋内歩行，屋外歩行

屋内歩行は，生活上必要な移動を4点杖，T字杖，伝い歩き，独歩で可能なのか評価する。具体的には，ベッド周囲の歩行からトイレ・浴室などの歩行状態を確認し，介助が必要なのか，1人で可能なのか評価する。屋内歩行が1人で可能であれば，屋外歩行についても評価をすすめる。玄関段差や靴の着脱方法などを評価し，歩行器，T字杖などを歩行状態に合わせて選定し，介助の程度や歩行距離などを評価する。

【日常生活活動】

大腿骨近位部骨折では股関節屈曲に可動域制限が出ることが多く，くつ下・ズボン・靴を履く動作が行いにくくなる。また，床に落とした物が拾いにくい場合は，マジックハンドやトングなど用具の検討や，立位で患側下肢を後ろに引き床に手を伸ばすなどの動作方法の評価を行う。入浴動作での浴槽またぎ動作や湯船に浸かるときの股関節屈曲状態にも影響が出やすい。バスボード，浴槽台，滑り

止めマット，シャワーチェアーなど用具の検討や手すりなどの環境調整，動作方法の評価を行う。

【本人・家族の希望】
　本人・家族の希望を聴取し，評価をもとに目標を設定する。そして，療法プログラムを組み立てていく。

2) 療法の進め方

1　股関節ROM練習

　股関節ROM練習は，痛みをみながら行っていく。他動的な関節運動だけでなく筋力とも関わってくるが，自動的に動かせる関節可動域の拡大も重要である。療法士による他動運動を行いながら自動運動へすすめていく。股関節屈曲については，ROM練習と併せて，坐位や立位での前屈動作を行い，股関節屈曲と脊椎の屈曲動作を併せて行うとROM拡大と前屈動作の拡大が図れる。股関節伸展の可動性向上も必要である。円背で腹臥位がとれない場合には，側臥位で股関節伸展をするなどポジションの工夫が必要な場合もある。

2　筋力強化練習

　股関節周囲筋の筋力強化練習は，MMT1～2の場合は自動介助運動，MMT3の場合は自動運動，MMT4以上の場合は抵抗運動など，筋力の状態に合わせて行っていく。MMT4以上であれば立位での荷重練習での筋力強化も重要になる。具体的には，立ち上がり動作，スクワット，患側下肢への体重移動，片脚立位など，筋力に合わせて組み合わせていく。また，体幹や健側下肢の筋力低下がみられる場合には，患側だけでなく筋力強化を追加する。歩行練習をしていれば下肢筋力強化になると考えがちであるが，弱化した筋肉をほかの筋肉の作用で補うことで代償してしまう。その結果，弱化している筋力は向上していないことが多く，個別に筋力強化練習をする必要性がある。具体的には，中臀筋や大臀筋の筋力低下がみられることが多く，歩行できていることだけにとらわれず，歩容やMMTの評価を行うことが重要である。

　筋力強化のためには訪問療法時だけでなく，自主練習の取り組みが重要になる。訪問時に療法士と行う練習から，本人の筋力に合わせてMMT3であればベッド上練習，MMT4以上であれば立位練習，歩行練習などを提示していく。筋力低下が強い場合や高齢者などでは，運動回数や歩行量が多すぎると痛みにつながる可能性が強いため，導入時は2～3回などもの足りない回数からはじめて，痛みをみながら進めていく。訪問療法や自主練習を行った翌日の痛みの状態を確認し

ながら，慎重に回数や歩行量を設定する必要がある．また，本人にも運動時や翌日の痛みなどを確認してもらい，自己管理につなげていく．特に股関節外転運動では，屈曲方向へ入ると中臀筋がうまく働かないため，運動方向には注意が必要である．筋力レベルにより，MMT3未満であれば背臥位，MMT3以上であれば側臥位，MMT4以上であれば立位で行うなど姿勢を変化させて行っていく．

3　屋内歩行練習

　　屋内歩行練習は，患側下肢の支持性向上や歩行安定化を図る．トレンデレンブルグ徴候など歩容にも注意しながら進めていく．歩行状態を評価しながら歩行器，4点杖，T字杖，独歩など徐々に支持性の低い物を，本人の筋力や歩行能力に合わせて検討していく．また，具体的なADLと併せて練習していく．ベッド周囲から食卓や浴室，トイレまでの歩行からドア開閉や便座の立ち座りなど，一連の動作を練習する．

4　屋外歩行練習

　　屋内歩行が見守りから1人で行えるレベルであれば，屋外歩行練習をすすめていく．屋外へ出るにあたり，玄関周囲での動作や靴の着脱など必要な動作も練習していく．屋外歩行練習では，歩行中や歩行後，翌日の痛みや疲労を確認しながら，玄関周囲から開始し自宅前の道路から徐々に距離を延ばしていく．距離は数mからスタートし，10m，20mと段階的に延ばしていく．歩行距離の予後予測は，受傷前の外出範囲や歩行距離が目標設定の参考になる．例えば受傷前から近所歩行している人であれば目標にできる．

　　外出していなかった人であれば，近所歩行まで難しいこともあるが，自主練習をしっかり行った症例では歩行能力が受診前よりも向上することもあり，目標としてどこまで可能か追求する必要がある．また，より実現可能な目標設定をするためには，具体的な外出先などを検討して，それが習慣化することが望ましい．例えば，「家族と近所を散歩する」「近医まで歩行で通院する」「ヘルパーと買い物へ行くときに歩行する」など日常化が図れると歩行の積み重ねができるので歩行距離や体力向上につながりやすい．そのためには，本人や家族，他職種への説明や働きかけが重要である．

5　ADL練習

　　ADL練習については，入浴に関しては浴槽への出入り，湯船に浸かる，立ち上がる動作を練習する．入浴介助はヘルパーが関わることが多く，動作方法や注意点をヘルパーに伝えて日常的に行ってもらう．その後もヘルパーが介入してうまくいかないときなどは，継続的にやり取りして連携することが重要である．靴

下，ズボンの着脱など更衣動作に関しても同様である。

　トイレ動作については，屋内歩行能力と関わってくるので歩行練習を行いながらすすめていく。屋内歩行が見守りから介助の場合は手すり設置などの環境調整やポータブルトイレを導入する必要があるのか，夜間などのトイレ動作も含めて慎重にすすめていく。

　具体的な療法の進め方については4章の事例紹介で述べる。

文献

1) 斉藤秀之, 他:極める 大腿骨骨折の理学療法. 文光堂, 2017, p27.
2) 岩倉博光, 監修:理学療法評価法. 改訂第3版. 金原出版. 1997, p23.
3) 日本整形外科学会:日本整形外科学会雑誌. 1995;69:240-50.
4) 中村利孝:標準整形外科学. 第13版. 医学書院, 2017, p122.
5) 中村隆一:基礎運動学. 第6版. 医歯薬出版, 2003, p254-55.
6) 中村利孝:標準整形外科学. 第13版. 医学書院, 2017, p588.

3章 訪問療法における主な疾患

4 パーキンソン病関連疾患

藤田真樹

　厚生労働省の衛生行政報告例[1]によると，2017年度末現在の特定医療費（特定難病）受給者証所持者89万2445人中，パーキンソン病関連疾患（パーキンソン病，進行性核上性麻痺，大脳皮質基底核変性症）は14万1660人であり，神経難病の中では群を抜いて大きな数を占めている。

　今回は訪問療法でも関わりを持つことの多いパーキンソン病関連疾患の中で，4章の事例紹介に挙げるパーキンソン病と進行性核上性麻痺について述べる。似た印象を持つ進行疾患だが違いがあり，重症度によっても関わりが変わるため，支援を変えるポイントについても紹介する。

1 パーキンソン病関連疾患の症状と治療

1) 有病率

1　パーキンソン病

　10万人当たり100～300人程度[2]で，人口の高齢化に伴い増加している。

2　進行性核上性麻痺

　10万人当たり5～20人程度[3]。高齢者の増加や，典型的な症状を示すタイプ以外の症状を持つタイプが明らかになり，疾患としての理解が進んだため診断される例が増え，10年で倍以上に増加している。

2) 主な症状

　パーキンソン病は身体の片側から手足の震えやこわばりがみられることから発症し，進行すると小刻み歩行や方向転換の障害が出現する[4]。一方，進行性核上性麻痺は初期の段階から転倒を繰り返し，不注意やとっさに動くなどの認知機能の低下がみられることが多い[3]。

1　共通する症状

【筋緊張の異常】

　筋肉を動かすと抵抗を感じる筋固縮がみられる。

【動作緩慢】

　細かい動作の困難や，動作がゆっくりになり，起居動作に時間がかかるようになる。

【姿勢保持障害】

　バランスをとりにくくなり転倒しやすくなる。

【姿勢異常】

　前かがみになり円背の姿勢となりやすい。「首下がり」や「腰曲がり」の姿勢異常が出ることがある。

【歩行障害】

　つま先が上がらず引きずるように歩くすり足歩行，歩幅が小刻みで腕の振りも小さい小刻み歩行がみられる。最初の一歩が踏み出しにくくなる「すくみ足」が起こることがある。暗いところや狭いところ，方向転換時に出る傾向がある。止まろうと思っても加速がついて止まらない突進現象が出現することがある。

【構音障害，嚥下障害】

　口腔機能・嚥下機能の低下がみられ，言葉の聞き取りにくさや，飲み込みにくさ，むせ込みなどの症状が徐々に出現し，誤嚥性肺炎をしばしば合併する。口からの食物摂取が困難になってくると経管栄養や胃瘻を検討する。

2　パーキンソン病特有の症状

【手足などの振戦】

　静止時の不随意運動の振戦は片側から出現しはじめ経過に伴い両側や頸部など拡大される。動作を開始すると止まるのが特徴である。

【非運動症状】

　便秘や頻尿，発汗，易疲労，嗅覚の低下，起立性低血圧，うつ症状，興味が薄れたり意欲が低下するアパシーなどの症状も起こることがあり，最近は経過の長い症例で認知機能の低下がみられるとの報告もある。

【オン・オフ現象とジスキネジア】

　1日のうちで薬がよく効いている状態の「オン」と言い，効きが悪い状態を「オフ」と言う。経過が長くなるにつれ，薬の効果が持続せず薬を飲む間隔が短くなることが多い。逆に薬の効果を脳が処理しきれず上下肢や首に不随意な揺れが出現することがありジスキネジアと呼ばれる。

3　進行性核上性麻痺特有の症状

【眼球運動障害】

　　上下，特に下向きの随意的眼球運動が障害され，下方をみることが困難になる。多くの例で発症後2～3年経て出現する。進行すると左右方向の運動も困難となりやがて眼球は正中位で固定し動かなくなる。

【認知機能の低下】

　　判断力は低下すると言われる。質問に対し答えはじめるまでに時間がかかることがある。疾患に対する深刻感が乏しく，多幸的であることも多い。前頭葉機能が障害されるため，動かなくなったりしゃべらなくなったりする一方で，動作が終わらず同じ動作を続けるという症状が出る。環境に誘導され危険なことだとしてもその場になると状況判断ができず立ち上がってしまう，物をつかんで放せないなどの症状が出る。

【易転倒性】

　　転びやすいことで最初に気づかれることが多い。1日に何度も転ぶというように繰り返す転倒がみられる。バランスを崩したときに手で防御するバランス反応が起きにくく，顔面や頭部に外傷を負うことがある。

【頸部筋緊張の異常】

　　手足よりも体幹の硬さが強くなる。後頸部が後屈してくることが多い。

3）治療

1　パーキンソン病

【薬物療法】

　　ドパミン神経細胞が減少するためドパミンを補う薬を服用する。その他ドパミンの作用を強めるよう働く薬を服用することも多い。少量から始めて漸増していくのが一般的である。

【手術療法】

　　脳内に電極を入れて電流を流し刺激する方法がある。オン・オフ現象や振戦が強くなるなど薬の効果が持続しない場合に行われることが多い。

2　進行性核上性麻痺

【薬物療法】

　　根本的な治療薬はまだない。抗パーキンソン病薬や抗うつ薬が用いられ，有効と言われるが，一過性で効果が長続きしないことが多い。

4) 予後

1　パーキンソン病

　　個人差はあるものの，治療薬が研究開発され，現在のパーキンソン病の平均寿命は全体の平均とほとんど変わらないと考えられている．転倒による骨折やほかの疾患を防ぐ必要がある．誤嚥からの肺炎，便秘からの腸閉塞などに注意が必要となる．

2　進行性核上性麻痺

　　臨床型が様々であるが平均的な経過では，歩行障害などが徐々に進行して転倒が頻回となり，平均2.7年で車椅子が必要となる．発症してから全介助状態となるまでの期間は平均で5年程度とされるが，1年以内に亡くなる人もいれば10数年の経過をとる場合もある．食物や唾液の誤嚥による肺炎が死因となることが多い[3]．パーキンソン病とよく似た症状や経過をたどって，抗パーキンソン病薬の効果もある程度認められるタイプは，罹病期間が長い傾向がある．歩行のすくみ症状が長い期間先行するタイプや小脳失調で始まるタイプ，大脳皮質基底核変性症に類似する症状を呈するタイプなど，非典型的な症状・経過を示す例も知られるようになってきている．

2　評価と療法の進め方

1) 考え方

1　一次的機能障害と二次的機能障害

　　疾患に直接起因する一次的機能障害と，一次的機能障害を持ちながら生活する中で形成される二次的機能障害を分けて考えることが重要である[5]．二次的機能障害には，筋力低下，可動域制限や変形，疼痛，定型的な運動パターンの学習や身体イメージのゆがみなどが挙げられる．動きにくくなったことをきっかけに廃用症状をまねいたり，逆に身体能力に比して活動量が過剰になると筋疲労が蓄積し，さらなる筋力低下をまねく原因ともなる．また，長さの不適切な杖や身体寸法に合わない車椅子など，補装具や福祉機器の不適合が側弯や姿勢障害などの二次的機能障害につながる．

2　全体の評価

　　パーキンソン病関連疾患は，訪問療法開始時に診断名のついている場合もあるが，「歩きにくくなっている」「振戦が強くなっている」など診断があいまいなまま相談を受けることもある．二次的機能障害を伴うことも多く，重症度も違うた

め，診断名にとらわれず，その人の症状を評価し療法を進める視点が必要である。
3　生活環境の調整
　身体機能の改善を望める部分は改善を図り，疾患の特性上困難な部分は身体機能の改善にとらわれず，生活環境との関係の中で身体機能の最適化を図る。本人の希望や楽しく安全な生活の構築を目標に，本人の身体能力だけでなく，福祉用具の利用や介助者の支援，住環境，社会資源を有効に活用する必要がある。

　障害の進行の度合いから次に起こりうる生活上の問題を予測し，対応を考えておく必要があり，その際，上記生活環境の調整がスムーズに行えるよう，進行の受けとめが困難であっても本人・家族に寄り添い，意見の言える関係性を構築したうえで介入する。

2）評価のポイント
1　生活状況と全体像の把握
【疾患の進行度】

　重症度はパーキンソン病についてはHöhn & Yahrの重症度分類と厚生労働省研究班の生活機能障害分類で分類することができる。認知機能の低下がみられる場合もあるため長谷川式簡易スケールやMMSEを必要があれば用いる。また構音障害を併発することも多く，日常的なコミュニケーションが取れるのかを評価する。

【生活リズムと健康管理】

　治療の1つである薬物療法が有効に行えているか（効果が出ているのか，服薬管理は行えているか）を知ることは重要である。日内変動やオン・オフ現象の有無，睡眠障害，血圧変動，頻尿などの症状などから生活リズムが崩れている場合がある。睡眠や夜間の排尿，食事が摂れているかなど生活の状況を聴取する。またそれらの健康管理を本人が行っているのか，家族が管理しているのかを聴取する。

【環境評価】

　進行する疾患のため介護が必要になる場合が多く，周囲の環境を把握する必要がある。家族の状況や介護力，家族介護者の息抜き方法，住環境や福祉用具の使いこなし状況を評価する。

2　神経学的所見
　固縮，無動，振戦，姿勢反射障害はパーキンソン関連疾患の4大徴候である[6]。筋肉の緊張を調整する錐体外路症状は，運動過小と運動過多の2種類に分けられ

る。運動過小は固縮・無動，運動過多は振戦で不随意運動として扱われる。

【固縮（筋緊張の異常）】
　筋肉の緊張が正常範囲を超えて上昇する。頸部や四肢の関節を他動的に動かしてその抵抗を診る。歯車様にガタガタとした断続的な抵抗を感じるものは歯車様固縮と言う。

【寡動・動作緩慢と無動】
　自発的な動作が少なくなり，動作が緩慢となり（寡動・動作緩慢），進行すると動けなくなる（無動）。評価では，仮面様顔貌，すくみ足，瞬きの減少などを評価・聴取する。

【振戦】
　本人は「震え」と言うことが多い。パーキンソン病では指先を丸めるような静止時振戦が特徴的で，動作時には消失する。片側上肢→同側下肢→反対側上肢→反対側下肢へと拡大する。評価では振戦が日常生活に影響しているのかどうか聴取・観察する必要がある。

【姿勢反射障害】
　立位だと体幹上部を前屈させ頭部を前方に突き出す形となる。前後左右の立ち直り反射の減弱や転倒時の防衛反射の消失がみられる。評価は姿勢の評価のほかに立位で転倒しない程度に身体を押して反応をみることができる。

【眼球運動】
　進行性核上性麻痺においては眼球運動が制限されてくるため定期的に検査する必要がある。食事の際に目的物と箸やスプーンが合わなくなることがあるなどADLで支障が出る場合がある。検査は真正面に位置し，頭を動かさないように指を眼球で追ってもらうことで動く範囲がわかる。またスピードを上げて検査することで眼球運動のスピードを診ることができる。

【オン・オフ現象】
　薬の効きが悪い「オフ」の時間が問題になることが多い。薬を飲むタイミングやオフになりやすい時間などを聴取しておく必要があるのと同時に，前駆症状に本人が気づくかなど評価する。

3　身体機能

【関節可動域，筋力，痛み】
　パーキンソン関連疾患では，頸部の伸展，体幹前屈，肘・股・膝関節屈曲の独特の姿勢となることが多く，回旋も制限されることが多いため，これらの関節可動域を中心に評価する。またこれらの姿勢から逃れようと代償動作をすることも

あり，体幹を伸展するための頸部痛，腰背部痛，上肢伸筋痛（手で膝などを押す）がないかを把握する。また，これらの姿勢から体幹筋，股・膝関節伸展筋，臀筋の筋力低下が起こりやすく，歩行の安全性のためにも必要となる筋肉であるため，おおまかな全身筋力を診るのと同時に個別で評価をしておく必要がある。

【筋緊張の異常】
　異常姿勢となる原因は筋の固縮である場合も少なくない。これら筋緊張は日内変動，日差変動がある場合が多い。また安静時，立位時，歩行時，食事の際などで筋緊張は変化するため（安静時は手指に振戦が出ているが，食事で手を使う際は止まる。立位時に腹部・頸部の固縮が強まり歩きはじめは無動の影響ですくみ足が出やすいなど），静止しているときだけでなく，動作時の様子も評価する必要がある。頸部の緊張が高いと，食事の際の嚥下に影響するため，気をつけて評価しておく。

【姿勢・歩行】
　上述した姿勢になりやすいが本人は認識していない場合がありボディイメージが低下していることが少なくないため，本人の認識も併せて評価する。体幹の回旋前傾姿勢・歩行時に手を振らない・歩きだすと止まらない突進現象・小刻み歩行・立ち直り反射障害がみられる。その現象が出るかどうかの評価だけでなく意識すると逃れることができるのかなどを評価していく。目的物があると突進現象が強まることがあり，狭いところ，暗いところではすくみ足が出やすいため，検査場面だけでなく，例えば生活場面で実際に電話が鳴ったときを想定した電話機までの歩行やトイレまでの歩行などを観察・評価していく。屋内と屋外とで姿勢が変わることもある。歩行の能力の距離やスピードを評価し，場合によっては杖や車椅子など福祉用具を使用する能力を評価する。

4　ADL，IADL，社会参加

　日常生活活動（ADL）の評価としてBarthel Index；BIやFunctional Independence Measure；FIMが，IADLの評価としてFrenchay Activities Index；FAIが，生活の質（QOL）の評価としてShort-form 36-Item Health Survey；SF36を用いる。関わる他職種と共有する点で必要であるが，点数化するだけでなく，活動にどのくらい時間がかかるのか，振戦が手指の巧緻性に影響していないかなど質の評価をする。また，ボタンを大きめの物に変える，固い物を切る前に電子レンジにかけるなど，工夫をしたらできるのか，評価と介入を繰り返しながら能力をみていく。また，薬の効かない「オフ」の時間帯の有無も踏まえて評価し，例えば入浴の危険な状況でオフにならないよう，時間を含めて検討する。

場合によっては食事の際のスプーンの形状を検討すること，トイレに関しては日中と夜間を分けて考え，歩行状況に合わせて尿器の使用や，手すりの設置を検討するなど福祉用具・自助具，環境の調整も考慮する。また，進行することで健康感が低下したりうつ様になることも多い。近所との交流を避けたり，友人と会わなくなるなど行動範囲が狭まることもあるため，質問紙で聴取する必要はないかもしれないが，本人の気持ち，生活の質の評価は意識しておく。

3）計画・目標設定のポイント

現状の困りごとや希望を身体機能の向上だけでなく，福祉用具や住環境整備，人的支援を含めた支援と併せて考え，療法士は予後を予測し，進行に合わせて本人の目標が達成していけるように目標を一緒に設定する。進行に合わせて支援の方法を変更すればどの時期においても目標を達成する可能性があることを提案・説明し，希望を持って生活してもらえるよう働きかける。

進行性疾患の場合現状へのこだわりが強い（進行を受け入れたくない）ことも多く，疾患に対する本人・家族の理解が必要になる。転倒リスクや無理をして二次的機能障害をまねく危険性について理解を促し，小ステップの介入が必要になる。疾患の進行状況によって都度介入していけるよう，本人・家族との関係づくりを大切にし，キーパーソンを把握，いない場合はつくることも大切になる。

4）療法の進め方

1 重症度と介入の流れ

【軽度】

疾患の理解を促し，今後予測される拘縮や姿勢障害を防ぐための筋力トレーニングやストレッチ運動が定着するようにすすめる。また，生活リズムを構築し，やりたい活動は実施しながら疲れをためず生活していけるようアドバイスしていく。本人は乗り気でないこともあるが，デイサービス，スポーツへの参加などを検討し，同病者との関わりや運動習慣の構築を手助けする。

【中等度】

姿勢障害や日常生活に介助が必要になってきたら，入浴動作などのADL，IADLを確認実施し，必要があれば動作の練習や方法の見直しと併せて自助具・福祉用具の導入や住環境整備を検討する。姿勢修正の運動やバランス運動を行い，筋緊張の亢進や関節の拘縮などに対してリラクゼーションやROM練習，ストレッチを実施するが，同時に本人が管理していけるよう自主練習の方法を見直

していく。嚥下能力の低下をまねかないよう口腔の運動を行ったり食形態の変更，食器の変更などを検討していく。またオン・オフ現象や薬の効いている時間が短くなるなど日内変動もみられるようになるため活動の時間変更も検討し，安全な生活を構築していく。

【重度】

すべての動作に介助が必要になってきたら，家族への介助方法を含め，できるだけ安楽に動作ができるよう環境を調整する方向で検討する。また，二次的機能障害が出ないよう留意し，車椅子姿勢を検討したり，日常生活のパターンについてアドバイスしていく。

2　運動療法

【軽度】

運動はオンのときに無理をせず疲れない程度。強い痛みを生じない程度に簡単な運動から徐々に難しい運動へと実施する。中西ら[6]は運動量を漸増し，最終的には1回10～20分，1日2～3回を継続できるよう指導すると言う。筆者は，できるだけ日常生活の中に運動を組み込んでいけるようにアドバイスしている。例えば3階の自宅からエレベーターを使わずに階段で1階にある郵便受けを見に行く，トイレに行く際に必ずスクワットを5回行うなどである。次の項目でも述べるが，生活のリズムは可能な限り崩さず，家のことや地域活動を積極的に行ってもらう。また，楽しくスポーツを行うことを提案し，ノルディックウォーキングや卓球などの活動参加を促す。

頸部伸展，体幹の前屈，肘・股・膝関節の屈曲という独特の姿勢になることが多い。これは腹部の筋緊張が強まることでバランスをとろうと身体が反応し発生するとも言われている。これらの関節の可動域を確保することと併せて予防的に背筋群，臀筋の強化を行い前傾姿勢の軽減を図る。立位や歩行の安定のために必要な股関節の外転筋の強化を行う。姿勢についての意識づけを行い，立位で壁に背中をつけることや，鏡で確認するなど正しい姿勢と悪い姿勢を身体で感じ，自分で修正する手段を持ってもらう。これらの運動については初期から話し，スクワットの運動やふくらはぎのストレッチの運動，また深呼吸をしたり背臥位になってブリッジの運動や腹部を伸展させるなど，姿勢に留意しながら全身のリラゼーションを図ることも必要である。嚥下の機能については口腔体操やカラオケで歌を歌うなど発声と併せて行うことが有効である。パーキンソン体操としてまとまっているもの(図1)[7]や，インターネットで動画配信もされている。初期の段階から習慣化するのが望ましい。

3章 訪問療法における主な疾患
4. パーキンソン病関連疾患

● 顔の運動
顔の筋肉のこわばりやしゃべりにくさを改善します。

口を大きく開けたり閉じたりする

顔をしかめたりゆるめたりする

両頬に息をためてふくらませる

口をすぼめて息を吐く

舌でくちびるのまわりをナメる

口を左右に引き，引いた側の目を閉じる

● 頭と首の運動
首の運動は，痛みがでない程度に行いましょう。

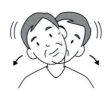
頭を左右にゆっくり倒す

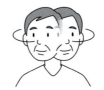
頭を左右にゆっくり回す

● 肩・腕・手・指の運動
関節の柔軟性を高めて動かしやすくします。

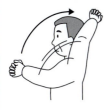
両手をあわせ腕をゆっくり上げる

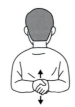
手を背中の後ろで握り上げ下げする

両手を胸の前であわせ手首を左右に倒す

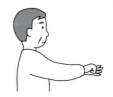
腕を上げ，手を握ったり開いたりする

図1 パーキンソン体操

- **立って行う運動**
両足を10〜20cm開くと体が安定します。

柔軟運動	ねじり運動	背筋を伸ばす運動
腰と脚の筋肉を軟らかくします。	体の横側の筋肉を軟らかくします。	体や腕の筋肉を伸ばし、姿勢をよくします。

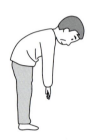 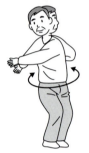 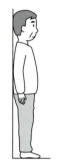 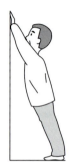

| 立ったまま体をゆっくり前に曲げる | 立ったまま体をゆっくり左右にひねる | 壁を背にして立ち背中を壁につけるようにする | 壁に向かって立ち、両手を壁について、胸を壁につけるつもりで背筋を伸ばす |

- **座って行う運動**
着席するときはイスに十分に近づき、体をできるだけ前にかがめて、ゆっくりと腰をおろします。

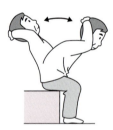 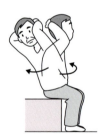 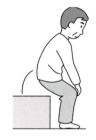

| イスまたはベッドの端に座り、両手を頭の後ろに組み、体をゆっくり前後に曲げ伸ばす | 両手を頭の後ろに組み、体をゆっくり左右にひねる | アゴを引いて体を前に曲げて立ち上がり、体を前に曲げて座る |

図1 パーキンソン体操（つづき）

【中等度】

　薬が増量されてもオフの時間が増えたり、進行性核上性麻痺については薬効がみられなくなり、眼球運動や姿勢の障害が強くなってくる。初期の運動が1人で行えない場合は介助者や療法士が一緒に行えるようサポートする。軽度の際の方法でうまく行えない運動に関しては立位から坐位、坐位から臥位に変更して実施するなど工夫して、筋力を落とさないようにする必要がある。疲労が強い際には回数を変更する。例えば立位で行っていた腿上げの運動を臥位で行う運動

● 横になって行う運動
立ったり座ったりしにくい患者さんでも畳やフトンの上でできる運動です。

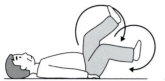
あおむけに寝て自転車をこぐ
ように，両足をクルクル回す

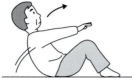
あおむけに寝て両足を
曲げ起き上がる

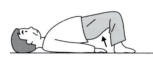
あおむけに寝て両足を曲げ
お尻を上げる

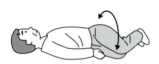
あおむけに寝て両足を曲げ
左右にゆっくりひねる

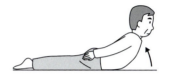
うつぶせに寝てゆっくり
上肢と上体を起こす

図1　パーキンソン体操（つづき）　　　　　　　　　　　　　　　　　（文献7をもとに作成）

（straight leg raising exercise；SLR）に変更する，臀筋の筋力は落とさないよう優先順位を上げて実施し，朝起きたとき，夜寝るときそれぞれ10回ずつ行う，デイサービスではトイレに行く際に立位を保持する練習を1分必ず行うなどである。活動量が少なくなりそうであれば軽度の際に提案していたデイサービスやスポーツなどの回数を増やしたり，日常の中で臥床しがちにならないように支援する。

【重度】

　自分で動かせる部分も少なくなってくるため，周囲からの関節拘縮予防のための関わりが必要である。本人にも同時に動かしてもらうよう声かけしながら筋力向上運動を行う。おむつ交換に必要な股関節外転の可動域を保つ視点も大切である。ベッドと車椅子での生活になってくるが，移乗の際に立位をとるようにしたり，端坐位の時間を少しとるなど，姿勢に変化を持たせることが大切である。家族の負担にならない程度に食事の際に車椅子に移乗したり，ベッドで寝返りをし，日常的に体位に変化を持たせる。食事に関する頸部や口腔の運動，発声，立位・立ち上がり・おむつ交換の際のお尻上げに関する臀筋や下肢の筋力は保つことができるように介入を続ける。

3　ADL，IADL

【軽度】

寝返りや起き上がりに関しては日差がある場合もある。手すりやベッドなど，より動作しやすい環境を検討する。移動に関しては日中と夜間を分けて考える必要があり，夜間の歩行が不安定な場合，必要があれば夜間だけポータブルトイレを使用することもあるが，ベッドの横にポータブルトイレを置くことに抵抗がある人や，どうしてもトイレに行きたい人もいる。気持ちを聴取することを含めて提案には配慮が必要である。

　すくみ足や突進現象に関しては，1，2，1，2などの声かけをしながらリズムをつくったり，立位をしっかり整え1歩引いてから歩行する習慣をつけたり，すくみやすい箇所には1歩目を踏み出す場所にしるしをつけて歩行するなどの工夫をする。目的の場所に目線を向けず遠くを見て歩くことも効果的である。方向転換では左右の重心移動と足踏みを大きくし，大きく向きを変えるなどの練習をする。初期の段階では自己調整できることが多い。実際に行う環境で練習することで定着をめざす。

【中等度】
　寝返りや起き上がりから大変な場合がある。動作を繰り返し練習し，身体の使い方を習得する。困難になると電動ベッドの背上げ機能を使い補助する。振戦が巧緻動作に影響しないか評価し，必要があれば食器を変更し，すくいやすくすることや，箸の形態を変えるなど自助具の調整を行う。また，家事動作を立位から坐位に変えるなど姿勢の変更，転倒を防ぐための手すりやシャワーチェア，段差解消など，生活環境の調整を行う必要がある。それでもなお困難になったら，福祉サービスの利用や介助方法の変更を検討していく。

　トイレは排便障害があることや筋力低下で力みにくいことがある。便座の高さを変える，足台を使用するなど，立ち上がりやすさと排便時の腹部の力みやすさの両方を考える必要がある。歩行が不安定になるとシルバーカー（歩行車）を導入することがあるが，姿勢が前かがみになりやすく突進現象を強めやすい。導入する場合は，ブレーキがあるものを選択し，ハンドルの位置が高めで重心を高くしておけるものを選ぶ必要がある。食器洗いの際に小刻みに震えてしまい洗えないなどの症状が出ることもある。皿の縁を洗う範囲を決め，半円を描くように大きく手を動かすことで洗いやすくなることがある。小字症については，書字スピードが上らないよう画数ごと数を数えながら書いたり，筆圧を意識し，止め，はねをしっかり行うよう心がけることで改善することもある。手を洗う，顔を洗う，ふたを回して閉めるなども同様に，範囲を決めて大きく動かしたり，数を数えてスピードを抑制するのが効果的な場合もある。

【重度】

　歩行が困難になったら車椅子を使用するが，身体の寸法に合ったものを選び，二次的機能障害を防ぐ必要がある。尿意があるが移乗動作ができないため転倒するなど，できることとできないことが1つの活動の中に混在するため，それを分析し，介助者に伝え，本人の能力が発揮できるよう調整する必要がある。運動機能低下による構音障害を併発することもあり，コミュニケーションについて考えておくことも重要となる。重度になると発声でのコミュニケーションがとれなくなる場合もあるため，トーキングエイドやコミュニケーションボードの検討をする。また，手を握る，OKサインをするなどジェスチャーを含め本人に合ったコミュニケーション方法を検討しておくことも必要となる。嚥下機能の低下がみられることも多く，言語聴覚士や看護師の評価やサポートを参考に，食形態や姿勢を検討することが必要になる。

4　趣味活動，社会参加

【軽度】

　疾患の進行と加齢が合わさり，本人・家族は常に漠然とした不安を抱えていることが多い。また，有能感を得られにくくなる。真面目な人も多く，人と同じように運動できないなどを理由にデイサービスに拒否的であったり，歩行・移動が困難となり，外出する機会が少なくなることもある。同病者との交流やパーキンソン病友の会の活動など情報を伝え，孤立しないよう支援していく必要がある。初期はやりにくい部分だけサポートし，可能な限りやりたい活動を実践してもらえるよう環境を中心にアドバイスする。

【中等度】

　ヘルパーと一緒に移動し，スーパーで買い物をしたり，庭の木になった果実を療法士や家族と一緒に取りジャムをつくるなど，人的なサポートを受けながら，自分がやりたい活動を継続して実施することが重要である。療養生活を楽しく安全に，ありとあらゆるサービスを駆使してサポートする視点が必要であり，本人・家族を囲むスタッフが方向性を統一する必要が出てくる。初期に交流に関する支援をしておくと，中期でも維持されることが多い。

【重度】

　中期の段階で，本人・家族，スタッフが支援の方法や本人の楽しい活動をサポートする視点が統一されていると，介助の量を増やして継続することができる。車椅子の移動が介助になっても，スーパーで好きなパンを選ぶ活動は継続できるし，孫と一緒に公園に散歩に行くこともできる。デイサービスに継続通所できる

人も多い。家族が疲弊することも多いため，ショートステイの利用などを検討する必要も出てくる。

具体的な療法の進め方については4章の事例紹介で述べる。

文献

1) 厚生労働省：特定医療費（指定難病）受給者証所持者数．年齢階級・対象疾患別．平成29年度衛生行政報告例．
 [https://www.e-stat.go.jp/stat-search/files?page=1&layout=datalist&toukei=00450027&tstat=000001031469&cycle=8&tclass1=000001120396&tclass2=000001120397&tclass3=000001120398&stat_infid=000031761451]
2) Wirdefeldt K, et al：Epidemiology and etiology of Parkinson's disease：a review of the evidence. Eur J Epidemiol. 2011；26(Suppl1)：S1-58.
3) 平成28年度厚生労働科学研究費補助金難治性疾患等政策研究事業（難治性疾患政策研究事業）「神経変性疾患領域における基盤的研究」班：PSP進行性核上性麻痺ケアマニュアル．第4版，2017，p3-9.
4) 武田 篤，他：みんなで学ぶパーキンソン病．南江堂，2013, p18-23.
5) 望月 久：神経難病の理学療法．理学療法学．2016；43(Suppl 3)：66-9.
6) 中西亮二，他：パーキンソン病の障害評価とリハビリテーション．Jpn J Rehabil Med. 2013；50(8)：658-70.
7) 山永裕明，他：パーキンソン病の治療をしている方の日常生活を応援するリハビリテーションハンドブック．協和キリン．
 [https://www.kyowakirin.co.jp/parkinsons/rehabilitation/pdf/rehabilitation_hb.pdf]

3章 訪問療法における主な疾患

廃用症候群（生活不活発病）

中島鈴美

　廃用症候群は，何らかの疾患により入院による安静など活動性が低下したことにより，身体に筋力低下，関節拘縮，骨萎縮などが生じた状態を指す。また，疾患による入院に限らず，慢性疾患がある場合，運動機能に問題がなくても症状の変化により徐々に体力・活動性低下を起こし，動作が不安定になったり外出の頻度が減少し，緩やかに筋力低下などを生じる場合もある。

1 廃用症候群の症状

1) 主な症状

　廃用症候群の主な症状を表1[1]に示す。

2) 筋力低下・関節拘縮

　特に高齢者において安静臥床の場合，初期には1日に1〜3％，1週間で10〜15％，3〜5週間で約50％の筋力低下が起こり，下肢筋肉は20％萎縮するとも言われている。筋力低下は，姿勢保持や歩行に関係する脊柱起立筋，股関節外転筋群，膝関節伸展筋群のような抗重力筋に起こりやすい（図1）。安静臥床から3

表1 主な廃用症候群

筋力低下	筋力が低下し動作が不安定になる
関節拘縮	関節が硬くなり動かせる範囲に制限が生じる
骨萎縮	骨がもろくなる
起立性低血圧	起き上がったり立ち上がったりするときにめまいやふらつきがある
心理的うつ傾向	精神的に落ち込む，不安
褥瘡	皮膚の圧迫により傷ができる
見当識障害	日時や場所などがあいまいになる

（文献1をもとに作成）

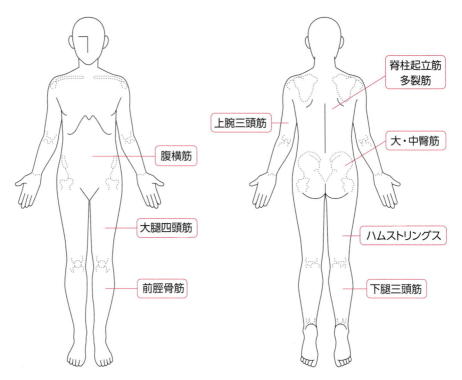

図1 筋力低下を起こしやすい筋（抗重力筋）

〜7日で関節の拘縮が始まり，股・膝関節伸展，足関節背屈が硬くなりやすい。これらの原因により，立位，歩行時に身体が前かがみになり足関節の柔軟性が低下しているため，ふらつく，すり足，つまずきやすいなど転倒の危険性も高くなる。

下肢筋肉量は25歳くらいでピークを迎えたあと，加齢により減少，60歳では25歳時の60％まで落ち込み（図2）[2]，膝伸展筋量では80代で40代の約60％に低下するという報告もある。

障害のある人や高齢者にとって筋力低下，関節の硬さは，それまでできていた起居動作の不安定さを引き起こし，転倒の危険性が高くなったり介助が必要になるなど，再度，動作を獲得するには時間を要す。筋力の回復には，安静期間のおよそ数倍程度の期間が必要とも言われているが，今までできていたことができなくなった，迷惑をかけるという心理面での落ち込みも伴うことから，心身機能の低下に限らず，外出が減少し生活空間が自宅に限られるなど，廃用症状をきたす前の状態に戻るためにはさらに時間がかかることも予想される。

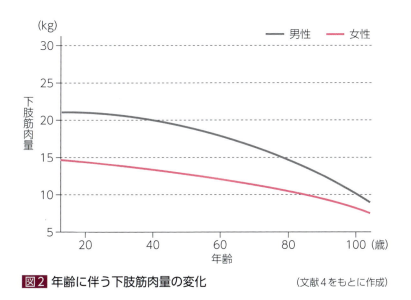

図2 年齢に伴う下肢筋肉量の変化　　　　（文献4をもとに作成）

2 評価と療法の進め方

　「今まで家の中を歩いていたが，病院を退院後ふらつきがみられる」「最近動けなくなってきた」「転びやすくなっている」などの症状がみられるようになると訪問療法の依頼がある。基礎疾患は，脳血管疾患，難病，高齢者の内部疾患，整形外科疾患，転倒・打撲による痛みの出現など様々である。ここでは廃用症状から生じる生活上支障となる要因について，評価のポイントを述べる。

1）評価のポイント

1　筋力，関節可動域，痛みの有無，起居動作能力

　身体機能，動作の安定性について，生活上支障となっている要因を評価する。筋力については廃用性筋力低下を起こしやすい臀筋，膝伸筋を中心に測定するが，起き上がりなどで負担が大きい場合は上腕三頭筋，腹筋などの筋力を測定する。また，脳卒中など中枢疾患の場合，安静により立位など抗重力位をとる機会が少ないことから，筋緊張が高くなる，非麻痺側の筋力低下，立位バランスの不安定などが起居動作に影響するため，これらについても評価する。

2　室内歩行などの移動能力

　室内はどのように動いているか，どのくらい歩いているか，杖など用具を使用しているかなど，移動能力を評価する。

3 離床時間など生活リズム

日中，食事や排泄は，食卓やトイレまで移動して行っているか，ベッド上で行っているか，食事など起きている時間はどのくらいなのか，など1日の生活リズムや離床時間について評価する。

4 療法開始前の外出頻度，活動や生活歴

外出の範囲や頻度などの活動量から元々の体力，普段行っていた役割や趣味などから今後の体力回復や目標となる手がかりをつかむ。また，徐々に動きが不安定になってきたなどの場合は，いつ頃からそのような状態になったか聞いておく。

5 コミュニケーション，理解力

日常会話の中から説明の理解度は評価できるが，入院中，せん妄などの症状がある場合は，退院直後は混乱していることもある。自宅に帰り数日で落ち着くこともあるので，日常のコミュニケーションから，一時的な症状で徐々に薄らいでいくのか，症状が残るのか，落ち着くまで経過をみていく。その上で，認知面など必要な評価を行う。

6 入院期間，症状が著明になってからの期間

前記1〜5の評価と併せて，廃用症状の回復までの期間の目安を立てる。

7 家族の介護力

日中独居，高齢家族など同居者の有無などから，本人の状態に対する家族の理解と協力度を把握する。

8 内部疾患など注意する疾患の有無

運動量の目安や休息の必要性を評価する。

9 本人の希望と目標

以上の評価に本人の希望を踏まえ，日常生活における当面の目標と達成時期の目安を立て，具体的な療法のプログラムを組み立てる。

2) 療法の進め方

1 運動

前述の評価に基づき，具体的な運動療法，日常動作練習を進めるが，開始当初は運動負荷量や頻度，時間，疲労度などに注意しながら行う。特に高齢者では筋の弾性低下があり，筋肉痛などを生じやすいので，注意が必要である。筋力は，最大張力の20〜30％の負荷の運動を毎日数秒間行うことで維持され，20％未満では難しいと言われている。しかし在宅の場合，最大張力の目安を立てることは難しいため，筋力テストにより運動負荷量や方法について判断することが必要と

なる。訪問療法は週に1～数回の頻度となるため，痛みの出現などに注意しながら，運動を5回，10回と行ったあと，「もっとできる」「ちょうどよい」「少し疲れる」など本人の感想を聞き，次回は運動後の痛みの状態を確認して負荷量を決め，進める。

運動は他動的に動かすだけでは効果が少なく，自分で動かすことが重要であると説明し，訪問時以外にも行うよう助言する。初回から数回の訪問の間に，痛みの出現や運動の理解力に応じて自主練習を行うよう本人に伝えるが，動かし方や休息の取り方，中止の目安など，その都度確認し，助言が必要である。動かしている部位を自分の手で触れて確かめたり，洗面時に鏡の前で姿勢を確認するなど普段の生活の中で行える場面をみつけ，筋力強化が適切にできているか自分でも確認するよう伝える。このように療法を進めていく中で，動作が不安定だった状態から徐々にベッド周辺からトイレ，浴室，階段の使用，玄関から外へ出るなど，本人の能力拡大により生活空間を広げていく。

2 本人が主体となる活動

廃用症状の改善には運動だけではなく，家事や趣味，外出など本人の興味や目標となる活動へと，取り組みを展開することも重要である。運動の習慣化と併せて，本人が主体となる活動に日常的に参加することが，生活の中で自然と身体を動かす機会となり，心理的にも自信の回復につながる。

高齢者の場合，家族など周囲の人は「ふらふらして危ない。転んだら大変」と思い，介助量が過度に多くなったり，無理をせず動かないよう本人に声をかけるが，家族には，本人の能力は変化していること，介助が必要な場面を具体的に説明し，必要であれば当初行っていた内容を変更するなど，介助方法について助言確認する。

具体的な療法の進め方については4章の事例紹介で述べる。

文献

1) 長寿科学振興財団：高齢者の病気 老年症候群 廃用症候群.
[https://www.tyojyu.or.jp/net/byouki/rounensei/haiyo-shokogun.html]
2) 谷本芳美, 他：日本人筋肉量の加齢による特徴. 日老医誌. 2010;47(1):52-7.

4章
事例紹介

4章 事例紹介

1 心理的不安が強かったが自己管理が定着し，外出へつながった事例

大島 豊

1 対象者の概要

- 対象者：60代，男性，要介護1。
- 診断名：脳出血（左被殻出血）。
- 経過：2011年5月上旬，仕事中に脳出血発症，右片麻痺と構音障害が出現し，入院。約1カ月後に回復期リハビリテーション病院へ転院。10月上旬に自宅退院。10月中旬より当クリニック訪問理学療法開始。
- 既往歴：2005年頃より高血圧がみられるが未治療。
- 家族構成：妻・息子2人と4人暮らし。日中，妻は仕事をしている。
- 生活歴：仕事は営業職で，発症後は退職する。アウトドアが好きで山登りや犬の散歩が楽しみであった。

2 初回評価と当初の目標・ポイント

1) 全体像

真面目で頑張り屋な印象である。不自由さはあるが自分のことは自分で行っている。屋内移動は独歩で，屋外移動はT字杖にて行っている。

2) 初期評価

- 運動麻痺（右）：Brunnstrom Stage（BRS）　上肢Ⅴ，手指Ⅴ，下肢Ⅴ。
- 筋緊張：右上肢は上腕二頭筋が亢進，右下肢は下腿三頭筋が亢進。
- 感覚障害：表在・深部感覚ともに重度鈍麻。異常感覚（痺れ）あり。
- 起居動作：起き上がり・立ち上がりは可能。床からの立ち上がりはタンスなどにつかまり可能。
- 移動：屋内は独歩にて可能。装具使用なし。屋外はT字杖にて連続歩行時間15分程度で休憩を入れながら1時間程度歩行可能。帰宅すると右下肢全体に痛み

がみられる．自宅は団地の4階でエレベーターがなく，手すりを使って階段昇降可能．
- 日常生活活動（activities of daily living；ADL）：布団での生活．入浴，トイレなど身の回りのことは1人で可能．
- 心理面：今後の見通しがつかない不安感が強く，常に何かをしていないと落ち着かないという気持ちが強い．

3）目標

- 本人の希望：身体の動きを良くしたい．
- 理学療法士との目標：退院後より，屋外歩行が行える能力があったが歩行量が過度になり，痛みや転倒につながっていたため，歩行などの運動，ストレッチの自己管理ができることを目標とした．そして，屋外歩行能力の向上を図り，外出範囲の拡大へつなげる．

3 理学療法の内容・ポイント（図1）

- 退院直後で心理的な不安が強いため，本人からは具体的な目標は出にくい状態であった．
- 歩行後の痛みを確認しながら，適切な歩行練習量の提示や運動後のアキレス腱などのストレッチで自己管理を促し，疲労や痛みを予防する．
- 歩行能力の向上を図りながら，外出範囲の拡大や外出先を模索していく．

4 経過・転換時期，目標の見直しのポイント

1）1〜3カ月

週1回60分で訪問理学療法を開始する．屋外歩行は既に，連続歩行15分ごとに休憩を入れながら1時間程度を1日1〜3回行っていたため，歩行量が過度になり，右下肢全体に痛みがみられている．また，転倒が時々みられ，自信がなくなる．「生きていても仕方がない」「先の見えない長いトンネルにいて…」などの話もあり，心理的な不安が強い状態で睡眠も十分にとれなかった．また，常に身体を動かしていないと不安で落ち着かなかった．そのため，かかりつけ医の勧めでメンタルクリニックを受診し，内服治療が開始となった．

理学療法士とは右上下肢ストレッチ・ファシリテーション，体幹練習としてブ

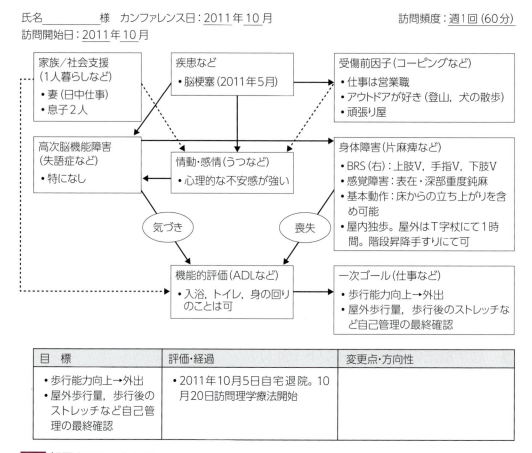

図1 初回カンファレンス

　リッジ・四つ這い・膝立ち，立位練習では右下肢ステップ・膝コントロール・下腿三頭筋ストレッチ，屋内，屋外歩行，階段昇降を行い，自主練習の助言・確認を行う．屋外歩行が過度になり痛みが出現している状況を本人に説明し，1日1回の歩行とすることを提案する．

　また，屋外歩行の休憩・終了時にストレッチの時間を設ける．具体的には立位での右下腿三頭筋のストレッチ，歩行により筋緊張が亢進してしまう右上肢屈筋に対しては坐位で両手を組み前屈しながら上肢の伸展を行ってもらう．ストレッチにより身体の痛みを予防すること，歩行後や翌日の痛みを確認してもらうことで自己管理を促す．その他の自主練習ではブリッジ・四つ這い・膝立ちバランスを行ってもらう．3カ月後には歩行量の調整ができてくる．

2）4〜6カ月

　　　メンタルクリニックから処方された薬を内服して，睡眠がとれるようになる。

　　　理学療法士との練習に，鏡を使用した立位姿勢の修正，横歩きや後ろ歩きなどの応用歩行を追加する。歩行量が1日1回に調整できるようになり，休憩時や歩行後のストレッチも定着して身体の痛みが消失する。屋外では連続歩行時間を15分から30分，45分と，痛みの出現がないことを確認しながら徐々に延ばしていった。6カ月後には1時間程度（公園内を1km）の歩行が可能となった。

　　　また，ケアマネジャーと一緒にデイサービス利用の検討を行う。

3）7〜12カ月

　　　理学療法士とは，プログラムを継続しながら屋外歩行距離の延長を図っていく。訪問療法時に距離を延長しながら疲労や痛みを確認し，自主練習で行う距離を延ばしていく。本人が歩行の調子を判断するときには，「右足の振り出しが大きく出ているか」「疲れたり調子が悪いとワイドベースになってくる」など，本人なりに身体の状態を確認できるようになっている。

　　　歩行距離も徐々に延びて，9カ月目には公園内を2km歩行可能となる。階段昇降は手すりなしで1足1段で可能となる。しかし，本人には新たな場所で歩行する恐怖感や，外出先でトイレの場所がわからないという心配がある。「公園内という決まった場所でしか歩行できていない」，また，「オーバーワークにならないように注意している」と話すようになり，歩行距離も過度にならず，ストレッチを行うことができ，痛みの出現もなくなり，自己管理が定着する。

　　　発症より1年経過し（退院後7カ月），本人と経過を振り返る。

　　　①1年の経過を振り返り，変わった点は？

　　　立位がしっかりした。屋外を杖なしで歩けるようになった。歩幅が大きくなり，スピードが速くなった。

　　　②変わらない点は？

　　　感覚はほとんど変わらない。2年後くらいには良くなるかな。

　　　理学療法士の問いかけは答えを誘導しないように注意し，本人が自らを振り返りながら自分の言葉で言語化できるようにしている。このように自己認識ができるようになり，徐々に心理的な不安感も落ち着いていく。

4）13〜15カ月

　　　9カ月目に自己管理が定着し生活状況も安定していたことから，訪問時間を40

分に変更する。理学療法士とは屋外歩行練習を中心にプログラムを継続する。

5) 16～20カ月

16カ月時点で本人，ケアマネジャーと経過を振り返る。

①変わった点は？

転倒せずに歩行もできて安定した実感はある。

②変わらない点は？

感覚は変わらない。これが良くなればと思う。

③今後の目標に関する提案

公園内という決まった場所以外での歩行練習を行い，本人が外出のイメージを持つことができないか，はじめは理学療法士が後押しして外出練習を計画する。本人が歯科医院への通院を考えており，そのためには商店街を歩行しなければならないため，商店街から歯科医院への歩行練習をすることにする。人混みや自転車への注意については，道路の右側を歩行して麻痺側にぶつけられないように注意することなどを助言し，本人もうまく対応することができた。数回確認後，本人1人で歯科医院への通院が可能となる。このことがきっかけとなり本人も自信がつき，行ってみたいところを考えるよう理学療法士が提案すると，国道横断歩道，エスカレーター，歩道橋，駅の階段，電車やバスの利用など具体的な目標や確認したいことを挙げることができ，理学療法士と実践とフィードバックを繰り返していく。

訪問療法時間は40分と限られており，駅までの歩行は安全に行えることが確認できていたため，駅前で待ち合わせして外出練習を行うこととした。国道横断歩道は車線が多く距離が長いことから，青信号点灯時間内に渡りきれるかどうか試していく。はじめは中間地点で止まり次の青信号で渡りきる，次に一気に渡り

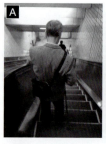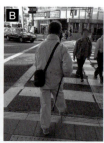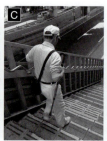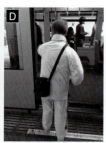

図2 外出練習
A：エスカレーター，B：横断歩道，C：歩道橋，D：電車利用

きるなど，段階的に練習を行った(図2)。

　エスカレーターの乗り降りはスーパー内で練習する。理学療法士が声をかけながら数回かけて乗り降りのタイミングをつかみ，タイミングがつかめたら，1人で行えることを確認した。歩道橋の階段は段数が多いが，手すりにつかまり安全に昇降できることを確認した。駅の階段は人が多く，人の流れも速いが，手すりにつかまり自分のペースで昇り降りすることや，慌ててしまうようであれば立ち止まり，先に行ってもらうなどの対応を助言して実践してもらった。歩行スピードが向上していたこともあり，スムーズに行えた。

　電車の乗り降りは手すりにつかまって行う。入り口に近い椅子に座り，下車する少し前から準備をして，揺れに注意しながら手すりにつかまって立ち上がり，待機して降りるなど一連の流れを練習する。バスの乗り降りは手すりを使用して行い，停車位置によっては縁石があり注意が必要になるが，安全に行えた。運転手が待ってくれるので，乗り降りは電車より余裕がある。

　16カ月頃，訪問理学療法の修了について話をしていたが，19カ月時点で「来月で卒業と考えている」と発言があり，本人が挙げた具体的な目標についても確認できたことから，20カ月で修了となる。

5　修了に向けたプログラム(図3)

　具体的な外出練習を1つずつ実践していく中で，本人が積極的になり，理学療法士が提案するのではなく，本人が考えるようになる。駅周辺など不安な場所を自分で考え提案してもらい，練習を行う。本人が確認しておきたいことについて実践とフィードバックを繰り返しながら，本人に自信をつけてもらうように働きかける。

　また，身体状態や生活状況に変化があったとき，何か困ったことや課題が出たときには遠慮なく連絡してもらうように話をしている。

6　修了後の生活の様子

　外出時に出会ったとき，身体状態や生活状況を確認すると，大きな変化なく過ごせている。訪問リハビリ修了後は，自主練習や屋外歩行を続けながら，身体機能・生活リズムの自己管理もできている。

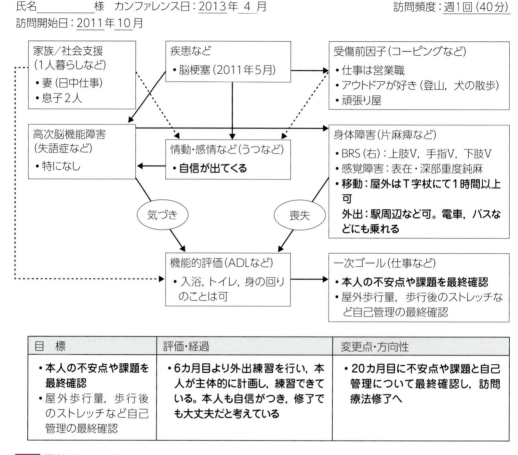

図3 最終カンファレンス
太字：初回カンファレンスから変わった内容（他項も同様）

7 まとめ

1) 心理面が落ち着くまで

　退院直後は心理的な不安が強く，身体を動かしていないと落ち着かない状態であった．屋外歩行が可能であったこともあり，その練習が過度となり，疲労や痛みが出現したり，転倒がみられるにもかかわらず歩行練習を継続していた．メンタルクリニックを受診して内服を開始してから十分に睡眠がとれるようになり，少しずつ心理的にも落ち着く．

　理学療法士は，歩行しないと不安になる本人の気持ちを受け入れながら，過度な歩行量による痛みの出現について説明し，歩行中や終了後のストレッチで痛みを予防する，翌日に痛みや疲労など身体の状態を確認する，などの自己管理方法

を共有していく．初めは運動量を減らすことに不安があったが，自己管理が定着し痛みなどが減少して身体の状態が整ってくると，無理なく歩行距離を延ばすことができ，不安もなくなっていった．

2) 具体的な目標と実践

　定期的に本人と今までの経過を振り返り，本人が自分の言葉で言語化することが自らを客観視するきっかけになり，新たな展開につながった．

　本事例にとどまらず，決まった安全な場所では歩行できても，商店街や駅前などの人混みでの歩行は心理的にもハードルが高く，実践しにくいことが多い．はじめは商店街を歩くことを理学療法士が提案し後押しする形ではあったが，実践してできると本人も自信がつき，自らやってみたいことを自分で考えるようになっていた．やってみたいことを実践する前週に注意点などを共有し，翌週には方法や注意点を再確認してフィードバックすることを繰り返した．実践した外出先が増えていくと生活範囲も徐々に拡がり，さらに自信がついてくる．はじめから具体的な目標を引き出すのは難しいことも多いが，心理面や身体面などを評価しながら，新たな展開を本人とともに考えていくという視点が重要である．

4章 事例紹介

2 発症から3年経過し，自主練習の見直しをした事例

中島鈴美

1 対象者の概要

- 対象者：60代，男性。
- 診断名：脳梗塞。
- 経過：2009年12月に脳梗塞を発症し，右片麻痺と軽度失語症が残り，歩行時は簡易短下肢装具を使っていた。半年後に退院し，自宅で自主運動を行っていたが，歩行時の頸の緊張が強くなり，近くの公園以外は外出できないなど「先が見えない」抑うつ状態が続き，2012年8月訪問理学療法を開始した。
- 既往歴：糖尿病，高脂血症。
- 家族構成：妻と2人暮らし。
- 生活歴：仕事中心で仕事が終わるとまっすぐ帰宅していた。

2 初回評価と当初の目標・ポイント

1) 全体像

小柄。右肘が軽く曲がった姿勢で独歩または壁などを伝って歩いている。

2) 初回評価

- 運動麻痺（右）：BRS　上肢Ⅲ，手指Ⅲ，下肢Ⅳ。
- 感覚障害：軽度鈍麻。
- 筋緊張：体幹部は安定。右上肢は，肘が軽く屈曲位をとる。
- 起居動作：床からの立ち上がり可能で，布団を使用。階段は手すりを使って2足1段。
- ADL：入浴も含めて，1人で行っているが，洗面時には頸が固くなり上を向いた姿勢になり，やりにくさがある。
- 歩行：屋外は杖と簡易足装具を使用するが，室内は独歩，または伝い歩きで移

動している．自宅近くの公園を日課として1時間程度歩く．
- コミュニケーション：発症当時は失語症と診断されていたが，現在，日常会話では目立たない．
- 住宅環境：2階建ての2階に住む．階段は手すりがついているが傾斜は急である．

3) 目標

本人の希望：頸の緊張がとれて，渋谷まで出かけることができる．

理学療法士との目標：頸の緊張と歩行状態の評価を行い，注意点について習得し自己調整ができるようになる．

①頸の緊張が強くなる要因について本人へ説明する
②外出時の不安点を具体化する
③交通機関を利用した外出ができるようになる

4) 理学療法のポイント

発症から3年経過し，その間，constraint-induced movement therapy（CI療法），ボトックスなど治療を試しているが，本人の期待する効果はなく，自主練習として腹筋運動と屋外歩行を毎日続けていた．当初は頸の緊張は目立っていなかったようだが，徐々に強くなり，普段の洗面，屋外歩行時に頸が後ろに引かれるような姿勢になり，歩行時の頸の緊張と歩く様子を確認することと自主練習の内容について再考することから取り組んだ．

3 理学療法の内容（図1）

- 退院後続けている運動の内容を確認し，身体の使い方の特徴を説明して注意点を助言するために，屋外歩行時の様子を動画に撮り，本人と状態を確認する．
- 自身でイメージしていたことを客観視し，どのくらいで硬くなるか，どのくらい歩いたら休息が必要かなどを理学療法士との間で共有する．
- それまで行っていた運動を否定するのではなく，運動の目的，注意点など伝え，修正するよう配慮した．
- 外出時の不安点を具体化する．
- 理学療法士との屋外歩行も取り入れ，不安箇所を繰り返し実践する．

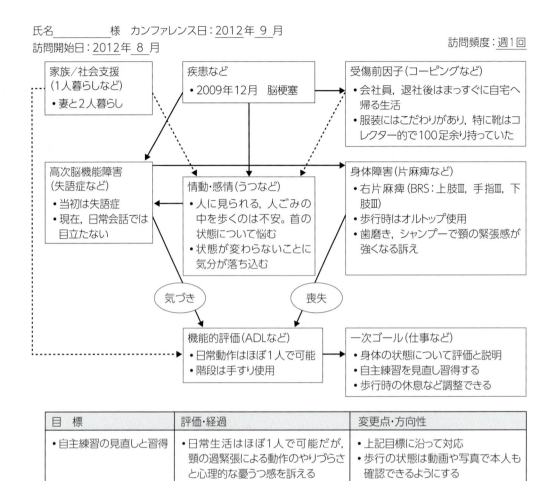

図1 初回カンファレンス

4 経過・転換時期，目標の見直しのポイント

1）開始〜数カ月

　　　　　利用開始から数カ月は，自主練習を含む運動の目的，運動時の身体の使い方の特徴を伝え，自主練習の修正を行った。筆者は動かし方を介助誘導し，運動に関する注意点を自分の言葉で記載してもらい，それを10回程度行うこととした。

　　　　　歩行時の頸の伸展については，本人も客観視できるように動画に撮って状態を共有した。信号で立ち止まったときに力を抜く，頸を動かす，4〜5メートル先を見て歩くなど，頸の緊張が強くなる前の休息を実践に取り入れた。

2) 7〜8カ月 (慣れた場所以外の近所の歩行)

　約7カ月後，自主練習の運動量の調整，公園までの歩行で休息などおおむねできるようになったため，慣れた公園以外へ外出することを提案した。本人からも「人混みの中を歩いてみたい」という希望があり，駅までの人通りの多い場所を，道を変えて取り入れたが，日常の散歩の外出先として取り入れるには時間がかかった。歩行時の頸の緊張についての訴えは続いているが，休息をとることや時々頸を動かすことを自身でも取り入れるようになってきた。

　その後，運動器具を設備している地区会館を家族と一緒に利用する機会があり運動を始めたため (図2)，理学療法士も数回同行し，使用する機器について確認し，実施時の注意点や休息の取り方，回数などの助言を行った。

3) 9〜11カ月後 (外出先拡大，買い物，交通機関の利用などの実践)

　開始9カ月後には，公園以外の場所への外出を自身でも取り入れるようになった。外出時にできるとよいと思っている喫茶店での注文，コンビニでの買い物と会計など具体的に挙げてもらい，訪問時に実践した。発症以来，杖を持って買い物をしたときには妻に任せていた"レジでお金を出すこと"などができるか心配だったが，実際に行うと意外にできたことで心理的にも自信がついてきたようである。訪問時にいろいろな場面での体験を重ねたことにより「今年いっぱいで修了しても大丈夫そうだ」との発言があり，訪問回数を毎週から隔週に減らし経過を見ていくことにする。

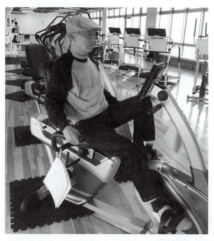

図2 地区会館での運動

4）12～18カ月後（外出を実行し課題を提示）修了に向けたプログラム

　　その後，渋谷までバス，電車での外出，駅構内の歩行，電車内での移動などを行うことで，開始当初に挙げられていた本人の希望である「渋谷まで行きたい」に向けた「外出で電車を使うこと」がイメージできたとの感想を述べていた。16カ月後，訪問頻度を隔週から月1回に変更し，次月の訪問時に，運動や外出で不安なこと，やりたいと思っていることを提示するよう依頼し，そのことをプログラムに取り入れることにした。家族から，「駅まで行ってきた」と話もあり「難しい，できない」と考えていたことが実践できたことにより自信もつき，自ら取り組む気持ちになったことで修了についても同意され，修了となった（図3）。

5　修了後の生活の様子

　　訪問理学療法修了1.5カ月後に訪問し，普段の様子を聞き取る。公園までの歩行は続け時に駅周辺まで歩くことも取り入れていた。理学療法開始時と比べて，「頸の緊張は相変わらずだが，休憩もしながら続けていますよ」など対処方法を意識して歩いているが，自主練習については1人で運動を続けるのは難しいと話していた。

6　まとめ

1）自主練習の見直し

　　脳卒中発症後，長期に経過する中で，麻痺側と非麻痺側のアンバランスから，退院直後に比べて手足が硬くなる，歩きにくくなる，歩くのに時間がかかるなどの不便が徐々に生じることは多々ある。本人は「こんなものか」と思い，自主練習や活動を続けるが，自分でやりやすい内容になっていることもあり，見直しが必要である。運動を見直す場合は，本人が良いと考えて続けていた自主練習の内容を変更するのではなく，運動の目的，方法，休息のとり方，注意点などを説明したうえで進めることが重要である。

　　この事例では，退院後，腹筋を強くしようと毎日50～100回の腹筋運動を行っていた。腹部の緊張が不十分な状態で力を入れていたため頸に負担がかかり，頸の緊張を強くしたと考えられる。強く力を入れて動かすと，ほかの部位に負担がかかり硬くなることなどを説明し，どのように，どのくらい動けばよいかなど，腹筋運動やほかの運動についても動かす範囲を確認した。退院直後は自分の身体

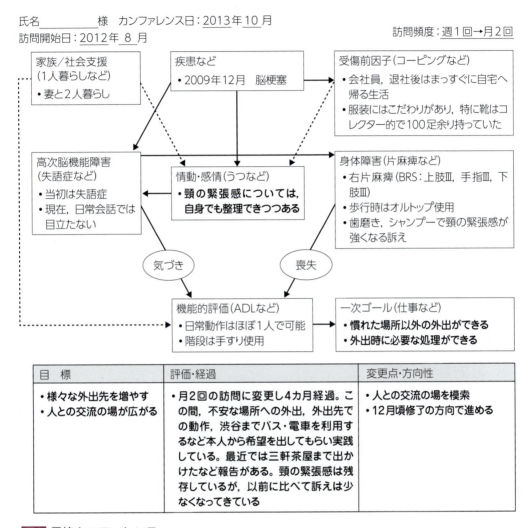

図3 最終カンファレンス

を客観視することが難しく，動かすことに執着してしまいがちだが，療法士の説明によって，自分の身体の状態を客観視できるようになる．脳卒中発症後，数年経過した人には身体の使い方に偏りが生じることから，状態の確認など定期的なフォローが必要である．

2) 外出の不安

身体機能が比較的良好で介護度が低く，近所を歩いたりしていると，外出は少し練習すればできるようになると考えるが，なかなか外出の範囲が広がらない，思い通りの外出とつながらないことも多い．本人にとって外出は，「思いがけな

いことがあったらどうしよう」「トイレはどうしよう」など不安になる要素が多く，馴れた場所であれば予想がつくため不安は少ないが，それ以外の場所への外出には消極的になる．その結果いつも同じ場所を1時間歩く，などにとどまってしまう．

　この事例でも同様に，公園まで歩くことを日課としており，1時間歩けるならある程度の外出はできそうに思うが，そのほかの場所へ出かけることはなく経過していた．毎日公園まで歩くことに「今日も歩くのかと思うと憂うつな気分になるが，歩かなければ悪くなると気持ちを奮い立たせていた，雨が降ると歩かなくてもいい」という言葉が印象的だった．頸が硬くなることへの不安だけでなく，買い物時の会計や，杖をつきながら物を持って歩けるかといった外出先での行為も不安になっていることがわかった．

　療法士はこのように，できないと思っていることや心理面に配慮し，本人が負担に感じない外出先から試し，不安への対処方法を積み重ね，家族と一緒に外出することを提案するなど，家族を含め経験を重ねることが必要である．

3) 訪問頻度の調整

　訪問頻度の調整は，単に練習の機会を減らすという意味ではなく，その間自分でも行い，気になったことや新たにやってみたいことなど，本人が考えて練習するようになることを目指して行う．これは療法士への依存から，自分でも気をつけ意識するようになる，うまくできないところは相談し解決し，自己管理へつなげるためである．そのためにも療法士は，本人が状態をイメージできるよう，わかりやすい表現で伝えることが重要である．

　この事例では，外出の練習を重ねる中で，今後どのように進めていくか相談し，週1回から月1回へと徐々に間隔をあけて訪問し，訪問時には自主練習で注意していることを聞き取り，注意して行うときと注意しないときの違いなどをその場で説明し，確認した．

　訪問頻度を減らすと，本人・家族は「動きが悪くなる，動けなくなるのでは」などと不安を訴えるが，それまで積み重ねたことを自分で試す機会と捉えてもらう．頻度を減らす提案をしてもなかなか踏み切れず，実行まで数カ月を要することも多々ある．それをふまえ，間隔をあけた訪問時には，練習の効果の確認で終えるのではなく，状況によってはしばらくフォローが必要かも含めて，修了を考えられるかという視点を持ち，プログラムや訪問時間など適宜内容を転換して関わることが重要である．

4章 事例紹介

3 目標の共有化で自主練習が定着し娘の結婚式でバージンロードを歩いた事例

大島　豊, 藤田真樹

1 対象者の概要

- 対象者：60代，男性，要介護5。
- 診断名：小脳出血，前頭葉脳挫傷（図1，2）。
- 経過：2015年11月中旬，ホテルに宿泊するが，意識障害の状態で従業員に発見され，救急搬送となる。CTで左小脳出血と両側前頭葉脳挫傷を認めた。
小脳出血は45ccと多量で，開頭血腫除去術を施行する。術後は意識レベルが低下した状態が続き，気管切開を行う。12月中旬，回復期リハビリテーション病院へ転院する。前頭葉脳挫傷による高次脳機能障害や小脳症状が強く残った。2016年2月下旬，胃瘻造設。スピーチカニューレを使用後，4月下旬に気管切開孔を閉鎖する。5月上旬より経口摂取を開始する。
発症7カ月後の6月中旬，自宅退院となり，3日後から訪問理学・作業療法を開始する。入院時はめまいなどが強くあり，療法が思うように進まなかった。
- 家族構成：妻と娘の3人暮らし。
- 生活歴：会社役員。真面目で努力家。冷静で周囲に細やかに気配りする性格。

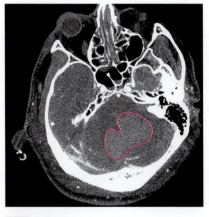
図1 小脳出血

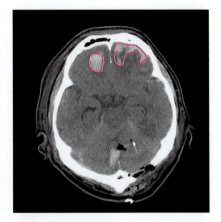
図2 前頭葉脳挫傷

仕事中心の生活だったが，家事の手伝いも行っていた。妻は病前から夫の健康を心配しており，献身的。

2　初回評価と当初の目標・ポイント

1) 全体像

中肉中背。訪問時はベッドに横になっており，表情は険しく，肩が痛くてどうしようもないと話す。体幹にも失調があり，動作はすべて上肢で手すりを引っ張り実施している。

2) 初回評価

- コミュニケーション：理解良好。待つことができず相手の話が終わる前に話しはじめてしまうことがある。結論まで話が長くなる。
- 高次脳機能障害
  - 困難な点：注意障害として落ち着かず話が飛ぶ様子が観察された。感情コントロール障害として悲しい気持ちが収まらず泣きだしたり，イライラした気持ちが収まらず妻に当たることがあった。記憶障害として，昨日のことと今日のことが混ざったり，話した内容が変わり作話のようになることがあった。遂行機能障害として，その場での臨機応変な対応について「できない」とストレスを表す発言があった。
  - 良い点：話がまとまらず長くなったり，寝起きのぼんやりしているときに感情が噴き出したりするが，本人はそれを気にしている様子があり，気づきがみられる。記憶はあいまいなこともあるが，エピソードは保たれている様子が観察から評価できた。
- 痛み：両肩手症候群（左＞右）。痛みで涙を流したり，夜間眠れないこともある。手部浮腫がみられる。肩関節自動運動90度，両股関節屈曲90度で痛みがある。安静時・動作時ともに軽度の腰背部痛がある。
- ROM（他動運動，右/左）：肩関節屈曲160度/130度，外転90度/90度，股関節屈曲90度/90度。
- MMT（右/左）：上肢4/3$^+$，下肢4/3$^+$。
- 小脳症状：体幹失調が強くみられ，フリーハンドで立位保持できず。左上下肢に失調あり。踵-膝試験左＋，左上肢は安静時振戦あり。指鼻試験右1横指，左2横指以上のずれあり。複視，回転性のめまいあり。呂律障害があり，頻回

に聞き直しが必要。
- 起居動作：起き上がりは手すりを強く引っ張り見守りで可能。坐位は端坐位はできず，手すりを使用しても見守りが必要。立ち上がり・移乗動作は手すりを使用して見守りで可能だが，体幹の動揺が強く，上肢に頼る力が強い。
- 移動：屋内移動は車椅子自操で可能。屋外移動は車椅子介助。
- ADL：日中のトイレは車椅子で移動，便座までの移乗は見守り，ズボンの上げ下げは介助で行う。夜間は尿器を使用して介助で行う。入浴はヘルパー介助で行う。食事，整容，更衣動作は部分介助で行う。

3) 目標

- 本人の希望：痛みがなくなってほしい。2017年3月の娘の結婚式でバージンロードに立ちたい。
- 理学療法士・作業療法士との目標：肩の痛みを取るため身体の使い方，上肢の使い方を習得する。基本動作（立ち上がり，移乗）能力の向上を図り，立位や歩行練習をして1人でトイレに行ける。結婚式での立位や歩行を，歩行器などを使用し，どのように行うのか検討する。自主練習を習得する。
- 動作練習，自主練習を含めて，身体の痛みを取ることから行い，身近なADLからバージンロードの歩行へ段階を踏んで進めることを合意の目標にした。

3 理学・作業療法の内容・ポイント（図3）

1) 理学療法

- 廃用による筋力低下も重なっているため，体幹・下肢の筋力強化を図る。体幹の筋力を向上し，固定性を上げて失調症状の減少を図る。体幹が安定してくると，下肢失調症状の減少にもつながる。下肢失調症状に対しては，運動コントロールを練習する。
- 坐位での体幹活動を行って体幹筋力の強化を図り，立ち上がり，移乗，トイレ動作の安定化につなげる。
- 歩行については，上肢の痛みを考慮して進めていく。

2) 作業療法

- 肩の痛みを取るために肩関節の筋緊張を調整し，肩甲骨や頸部，上部体幹の固定性を高める。ポジショニングと自主練習について伝え，少しずつ本人・家族

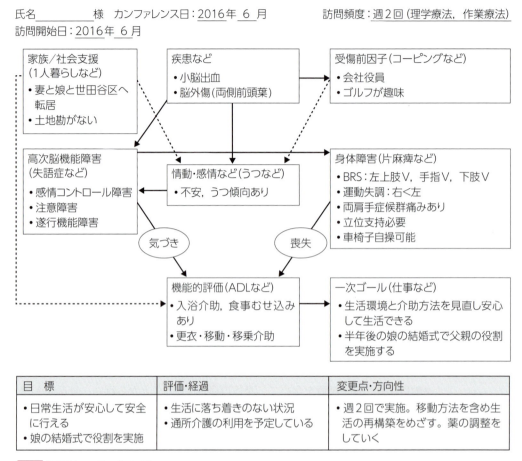

図3 初回カンファレンス

が身体管理していけるよう働きかける。
- 失調症状に留意しながら体幹の筋力強化を中心に進める。体幹固定性を上げ，立ち上がりや立位時，上肢での支持に頼らずに動作が行えるようにしていく。
- 身体の使い方を習得するため，トイレや着替えなど実際の動作を中心に練習を進め，日常化する。
- 本来の真面目で努力家な性格と妻の協力を手がかりにトレーニングを進める。

4 経過・転換時期，目標の見直しのポイント

1) 1～3カ月

1 理学療法

訪問頻度は週1回。体幹筋力の強化はブリッジや腹筋運動を中心に行う。下肢

の筋力強化練習は，股関節周囲筋に対して徒手抵抗を加えて行う．左下肢の運動失調に関しては，理学療法士の手を左足で触ってもらう，空間で保持する，運動のスピードを調整するなど，運動コントロールの練習を行っていく．

　坐位で前屈やリーチ動作を行い，体幹の強化を図る．股関節の屈曲制限や痛み，頭を下げたときのめまいがみられたため，前屈動作をせずに上肢で手すりを引っ張り上方へ伸び上がるような立ち上がりをしていた．このため上肢に負担がかかり，痛みにつながっていたので，前屈を入れて上肢に頼らず，バランスを取りながら下肢の力で立ち上がる練習を行っていった．立位でのバランス練習や，前方介助での前後・左右のステップ動作，その場で足を踏み替えて180～360度回転する練習を行い，立ち上がり，移乗，トイレ動作の安定化につなげる．トイレ動作は，車椅子からの移乗動作が行いやすいよう手すりの位置を調整する．また，手すりにつかまりながらズボンの上げ下げなども練習していく．

　歩行練習は，上肢痛があるため本人が上肢に力を入れすぎて負担がかからないよう配慮しながら進めていく．体幹の動揺や左下肢の失調が強く，左下肢の振り出しがコントロールできず大きく出てしまい，バランスを崩すことが多い．本人の上肢の力加減を確認するために，理学療法士による介助を多くして前方介助で練習していく．

　車で外出ができればという希望が本人・家族からあり，車の乗り降りを練習する．本人・家族と手順を確認しながら2回の練習で乗り降りが可能となり，通院の際も家族と2人で車の乗り降りができ，車での外出が可能となる．

　自主練習は，上肢に負担がかからないようにブリッジ・体幹回旋運動・腹筋などの体幹強化練習を行ってもらう．妻とチェック表をつくるなど，本人が運動の必要性を理解して取り組んだので，2カ月後には自主練習が定着する．

2　作業療法

　訪問頻度は週1回．上肢の痛みに対して肩関節の位置の調整や腫れている手部に拘縮ができないよう関節可動域の練習を実施する．肩の痛みが出る原因を説明しながら，開始時は補助しながら自動運動を行い，徐々に痛みの出ない範囲で自動運動を1人で行ってもらうことにした．自主練習では，毎日肩の自動運動を行ってもらうと同時に寝る際のポジショニングを伝え，可能な範囲で自己管理を促した．真面目に取り組むことで成果が表れ，1カ月ほどで上肢の自己管理は定着し，徐々に可動範囲が広がり，手部の浮腫や痛みも減少した．

　その他の練習も妻が表にまとめて可視化し，行った日をチェックするようになる．トイレなどで実際の動作を行いながら，手すりを上肢で引っ張らないよう歩

幅や体幹の使い方を練習し，衣服処理についても痛みに合わせて姿勢や手すりの使い方を習得していった。利用していた通所介護では，トイレ動作は1人でできるが痛みが強いことを説明し，開始2カ月間は痛みが出ないよう軽度介助をお願いした。

室内・外での車椅子を選定し，室内での移動を本人が行えるよう調整した。本人・家族ともに現在の身体状況・高次脳機能障害を含む精神機能についての疑問・不安が強かったため，訪問終了の際，三者でまとめて話し合える時間を設定することとした。日常の話になると，痛みのやり場がなく妻に大声を出してしまったなどの相談が多く出され，本人に気づきがあるのは良い点であること，イライラが表出しそうになったときは一呼吸置くことなどをアドバイスする。妻からは，記憶があいまいな点を修正してもよいのかなど気になる点について相談があった。本人には予定や約束，会話の内容などを明確にわかりやすく伝えるようにして，混乱しているようであれば再度伝える，時間をかけて症状は変化するので，焦らず追い込まないようにとアドバイスした。

3 本人の状態

上肢痛が徐々に軽減して，表情も良くなる。本人も「やる気が出てきた」と表現していた。体幹・下肢筋力も向上して，トイレ動作も見守りで可能となる。開始2カ月で他事業所からの言語聴覚療法も始め，食事は口から摂ることができるようになり胃瘻を閉じることになった。妻との車椅子での外出が増え，車での外出も時々行えるようになった。

2) 4～9カ月

1 理学療法

体幹・下肢の筋力強化練習や，左下肢失調コントロール練習，坐位・立位練習は継続していく。7カ月目には上肢痛が軽減し，さらなる体幹強化として四つ這いや膝立ち練習を追加する。

上肢痛が軽減してきたので，固定式歩行器（持ち上げて進めるタイプ）を導入して歩行練習を行っていく。歩行器，右足，左足の3動作を軽介助で行う。上肢の負担を考慮し，歩行練習後の上肢痛の状態などを確認しながら，ベッドからトイレ・玄関など室内1～2周程度から行っていく。

5カ月目に通所介護での練習を検討する。通所スタッフが理学療法士訪問時に来て，本人の身体状態と練習内容の確認を行い，歩行器での立位保持と左右下肢の降り出し練習を行うこととした。実際に練習しながら疲労感や上肢痛の状態を

本人に確認するが，痛みもなく継続できる。娘の結婚式を考え，6カ月目に歩行練習量を増やす目的で，通所での歩行器歩行練習を検討する。本人の通所時に理学療法士も通所先を訪問して，歩行時の注意点や歩行量を確認する。立位練習は継続し，施設内1周の歩行器歩行を見守りで行うことにする。また，自主練習で妻と1日1回，歩行器でトイレを歩行する。7カ月目には，膝立ち練習や立位での前足への重心移動などを追加する。9カ月目には，歩行器歩行でマンションエントランスまで行く練習をしたり，妻と外出できるようになる。

　結婚式2カ月前にバージンロードをどのように動くのか，本人と家族で会場を見学し，スタッフと打ち合わせを行う。バージンロードは10mで，①車椅子で移動してその場で立つ，②手前2〜3歩のみ歩行器で歩く，③歩行器で10m歩くなど，本番までの2カ月間，本人の立位・歩行能力をみながら安全な方法を検討していく。

　歩行量も増え，歩行器歩行が安定して見守りとなる。歩行距離は数十mに延びているが，バージンロードの歩行は安全面を考慮して，車椅子から立ち上がり娘と一緒に5m歩行器歩行して新郎に娘を受け渡すという段取りで本番に臨むことにする。本番に向け革靴での歩行練習や，参列者の中を歩く緊張感を考え，通所での歩行練習時にほかの利用者を参列者に見立て，その中を歩く練習を行ってもらう。歩行練習の積み重ねのため，他事業所から訪問していた言語聴覚士の代わりに理学療法士が訪問して歩行練習を増やした。

　結婚式本番のバージンロードでは，歩行器歩行時にふらつくが，立て直して歩行でき，無事に成功を収めた。披露宴でもテーブルで2回立ち上がり挨拶するなど，妻とともに無事結婚式を終え，安堵とともに自信がつき，富山旅行へ行きたいなど次の目標が挙がる。

2　作業療法

　肩の痛みが軽減し，可動域も拡大したことから，日常生活活動を自分で行えるよう働きかけた。練習では，結婚式に向けての歩行練習のほか，リーチ動作や肩周囲の固定性を高める練習を中心に行った。4カ月目には，夜間の尿器での排泄が1人で可能になり，妻を起こす必要がなくなった。さらに日中のトイレ動作を1人で行えるよう練習し，通所介護での排泄は1人で可能になった。着替えの方法を見直し練習することで，痛みなく1人で行うことが可能になった。家のトイレでも，6カ月目にはスイッチや便座操作を含め1人で動作を行えるようになった。また，歩行器を使用した歩行の機会を増やす目的で，室内を歩行器歩行で移動してもらう方法をヘルパーに伝達した。8カ月目には床からの立ち上がりや靴

を履くなど，さらに複合的な動作を練習していった．結婚式は靴や服装などを確認し，準備をしていった．トイレ動作や移乗など立位を含んだ活動も1人で安定して行えるようになった．家の中の自由度が上がったことで，半日の留守番が可能となった．洗濯物を干す，妻の布団を片づけるなど体幹と上肢を使った日常の活動を練習し，布団の片づけについては妻が喜んでくれることもあり定着した．会社の仲間の訪問もあり，仕事をしたい気持ちが本人から聞かれるようになる．バージンロードの次は，仕事について考えていこうと，長期の目標として作業療法士から提案した．

　三者での相談の時間には，友人達との会話など，複雑なものになると思考が混乱し，会話に入っていけないことがあること，感情コントロール障害で涙が出ることなどが挙げられた．同時に何人もの人が話すことを統合するのは難しいと伝え，会いに来てくれている友人には一人ずつ話してもらう，わからなくなったら「こういうことですか？」と確認することなどをアドバイスした．

　感情コントロール障害については，本来理性的で落ち着いた性格のため，少しずつ症状が出にくくなるだろうと妻に説明する．それより知らなかった一面が見えるかもしれないと伝えると，「動物は好きだと思っていたが，犬があんなに好きとは知らなかった．感情が豊かで楽しい」と肯定的な話も聞かれた．

3　本人の状態

　結婚式で父親の役割を果たすことができ，車椅子で移動して，トイレ動作も1人で可能となる．着替えを1人で行うとともに，妻の布団を片づけるなどの家事活動も開始した．妻との外出も継続できていて，車椅子や車で外出して店内を歩行器歩行したり，駐車場やポストまで妻と歩行器歩行が可能となる．また，複視，めまいの軽減とともに注意力は向上し，1時間程度の読書が可能になった．旅行・復職のほか，階段昇降と浴槽に入ることを目標とする．自主練習のチェック表は自分でつけるようになった．

3) 10〜14ヵ月

1　理学療法

　体幹強化として片足でのブリッジや四つ這い，膝立ち練習を行う．下肢筋力強化練習や左下肢失調コントロール練習，立位練習は継続していく．

　10ヵ月目より，4点杖歩行練習を開始する．体幹動揺や下肢失調により歩幅が安定せず，バランスが崩れやすい．4点杖，左足，右足の3動作，軽〜中介助で屋内1〜2周の歩行を行う．また，マンションの階段で，昇降練習を開始する．

手すりを使用して2足1段，中介助で行う。本人，妻より，近所の喫茶店の手すりのない2段の段差を4点杖を使用して昇降できないかと相談があり，実際に現地に行き練習を行う。本人，妻と動作や介助の方法を確認して，実際に本人と妻で行ってもらう。そして，玄関にある段差を利用して4点杖による段差昇降を練習し，11カ月目には本人と妻で店の人のサポートを受けながら段差昇降ができ，喫茶店の利用が可能となる。

新たな目標だった富山旅行に行く。旅行先で4点杖を使用して介助歩行や階段昇降，新幹線のシートに座ることなどができて，本人，妻ともに自信がつく。

2　作業療法

10カ月目に，シャワー浴から湯船につかることが可能になるよう，滑り止めマットや入浴内台を選定・購入し，ヘルパーに動作方法を伝達し，見守りで入浴が行えるようになった。

クリニックの通信にバージンロードを歩くまでの経過を掲載することとし，文章を書いていった。想いが強いと文章が長くなったりまとまりがなくなることがあり，フィードバックしながらまとめる作業を促した。11カ月目から復職のことを具体的に相談しはじめた。高次脳機能障害については，急な変更に対応できないこと，メモをとらないと覚えていられないことが本人の口から出て，その後は，作業療法士への相談事は事前にまとめておくことにする。復職に向けて自己管理が必要になることを話し検査を実施，フィードバックしていった。

本人・家族の理解はさらに進み，自らメモをとるなどの行動が定着していった。また，宿題として，新聞の記事を要約し，見出しをつける課題を実施してもらった。苦手なかな拾い課題を普段から行うなど，妻とも前向きに取り組んでいた。

12カ月目から会社とコンタクトをとることとする。本人が社長に手紙を書くとのことで，妻に添削を頼み，開始する。会社側にも具体的に話を進めたい意向がみられたため，復職の相談員を仲介役として依頼し，具体的に進めることとした。電動車椅子をレンタルし，通勤を含めた評価・練習を開始した。開始時は，横断歩道や道路の傾斜で戸惑うこともあったが，フィードバックで改善がみられ，妻と繰り返し使用していく中で，操作に慣れることができた。13カ月目には室内での立位・歩行が安定してきたことから，台所で立位をとり，洗い物を実施する。本人もやってみたいと意欲があり，自主練習のメニューに自ら加え，ほぼ毎日実施するようになった。14カ月目には復職へ向けて，電動車椅子の練習をヘルパーと行うこととし電車に乗る練習を開始した。

三者での相談では，妻から復職に関して，本来身体を壊すまで仕事をする人だっ

たため心配であると相談された．本人が強く望み，誇りに感じている活動である点を確認し，会社との交渉で，時間の短縮などを考慮してもらうことを提案した．本人・妻それぞれから，できることが増えるにつれ，妻の助言をきかなくなったり，口うるさく感じたり，時に互いにイライラすることについて相談された．改善に向かっている高次脳機能障害の症状と併せて本人の意見を解釈・説明し，妻の意見を本人が肯定的に受け止められるように説明した．そして，本人が努力すべきこと，妻の対応，心配を受け入れることなどを提案した．

3 本人の状態

旅行や外出は継続できている．クリニックの通信でバージンロードを歩いたことを原稿に書いてもらう（図4）．12カ月目に復職の話が出る．通勤のための電動車椅子の練習が始まり，妻の見守りで，電動車椅子での外出も行うようになる．

図4 クリニック通信

4) 15～19カ月（2018年1月現在）（図5）

1 理学療法

下肢失調コントロール練習は，左右下肢の交互運動をしたり，理学療法士が転がしたボールを本人に蹴ってもらう．スピードや距離を変化させて，視覚情報に合わせて下肢の運動を行うことで，下肢の協調性を高めていく．立位練習は，前後・左右の重心移動や範囲拡大，立ち直りなどを練習していく．4点杖歩行は，左下肢の歩幅のコントロールが良くなり，安定感が向上して軽介助となる．歩行スピードがコントロールできず抑えがきかなくなり，ふらつきがみられる．歩行距離も延長して，マンション1階のポストや駐車場までの歩行を軽～中介助で行う．19カ月目より，4点杖を使用して見守りで歩行練習を行う．

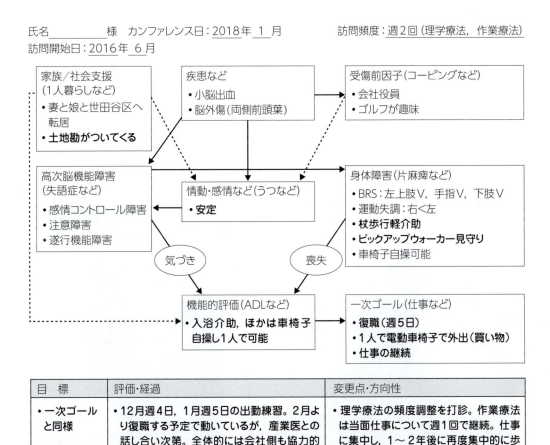

図5 最終カンファレンス

杖の出し幅や歩幅は自分でバランスが取れる範囲でコントロールしてもらい，バランスが崩れても自分で立ち直るように本人に意識してもらい，練習していく。最初は2m程度から行い，徐々に延ばしてベッドからトイレまでの往復を練習。自分でバランスをとることができるようになり，見守り～軽介助でバランスを大きく崩すことも減少している。

2　作業療法

　高次脳機能障害の検査とフィードバックを繰り返していった。注意力の問題について「タスクが沢山あるとやりにくい」など自分の苦手な部分を表現できるようになっていった。集中の時間や疲労については自宅内で評価できないことを説明し，通所介護の別室で課題のパソコン入力などを実施してみるよう提案した。

　16カ月目に作業療法士は会社を訪問し，環境について確認する。スロープの勾配が強いことや小回りの必要などから電動車椅子の機種を，背座の角度を保ったまま後方へ傾けられる6輪普通型とし，レンタル・作製を検討する（図6，7）。

　トイレは車椅子用のものがないため，立位での移動とし，手すりの位置や動作，ドア開閉の手伝いなど会社側と調整していった。

　本人とは，会社に持っていくものの管理や着るものについて検討し，動作の練習をした。17カ月目からは模擬的な復職として電動車椅子で通所介護へ向かい，約2時間のパソコン入力と要約作業を開始した。関わりのあるスタッフとのメール・電話のやりとりは，本人主体で行うことにした。会社側へは本人の能力を生

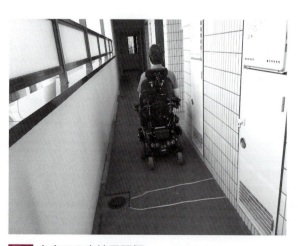

図6 自宅での車椅子評価

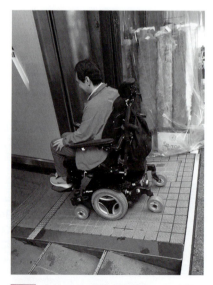

図7 会社での車椅子評価

かす仕事内容をお願いすると，本人の英語能力を生かし，海外の会社制作物に対する意見をまとめる仕事が提示されたため，英語の文章をまとめる課題を開始する。復職に向け本人の高次脳機能障害の特徴と対策を仕事に落とし込み，フィードバックする。「自分用の取扱説明書」として本人は捉え，考えをまとめてから伝えることや，手帳にメモをとることが実践できるようになっていった。

その後，週2回11時から14時30分までの出勤を開始した。徐々に通勤日数を増やし，疲労や通勤の安全性を評価し，自己認識を促した。生活リズムを確認し，1日単位での疲労（出勤時と帰宅時のトイレ動作，目の見え方），1週間単位での疲労（月曜日と金曜日の比較）を確認し，対応を話し合った。その結果，パソコン入力は途中休憩を入れ画面から目を離すこと，体幹を捻り姿勢を変換することなど，自己管理が可能となった。

電動車椅子での外出については，本人は近隣が100％の達成率，職場付近の人混みでは80％の達成率と話し，19カ月目は隣の車両などからヘルパーや妻が見守る形で通勤練習を継続しながら，順調に仕事に通うことができている。

3　復職準備時の高次脳機能障害の検査結果

- スクリーニングテスト
  - HDS-R（改訂長谷川式簡易知能評価スケール）：30/30点。所見：スクリーニング課題では大きな問題なし。
- 注意機能
  - TMT-A（Trail Making Test，数字を順番に探す）：1回目282秒，2回目216秒，平均249秒（60代平均：158秒），TMT-B（同，数字と文字の切り替え）：1回目199秒，2回目241秒，平均220秒（60代平均：216秒）。
  - 所見：1回目より2回目のほうが慎重でミスが少ない。タイムは平均以下。
  - かな拾いテスト（2分間）：正答数31，拾い落とし数10，拾い誤り数0（平均24，カットオフ10）。所見：平均以上。慎重で誤りはないものの拾い落としあり。実施しながら途中「難しいですよね」などの言葉が出ることあり。
- 記憶
  - 物語記憶：11/15点，ヒントにより14/15点。所見：おおむねの話の理解は可能。
  - 三宅式記銘力検査：1年前A9-10-10，B3-3-6→A7-10-10，B4-8-9。所見：病院検査よりも向上。現状では記憶に関して大きな問題はないと思われる。慎重に覚えること，聞くことを行う必要がある。
  - 数唱：順唱7桁（平均5.8，カットオフ4桁），逆唱5桁（平均4.1，カットオ

フ3桁)。 所見：平均以上。観察上，検査者が数唱をすべて言い終わる前に回答を始める様子がみられる。

- ●前頭葉機能
  - FAB(frontal assessment battery)：1年前14/18点(類似性，語の流暢性，葛藤指示，Go/No-Goにて減点)→16/18点(類似性，運動系列にて減点)。所見：1年前には困難だった言葉の柔軟性，抑制コントロールについて向上している。日常生活下でも感情コントロールが可能になり，周囲の状況に合わせて会話や話題を振る様子が増えている。その場で即座に反応しようとすることで誤りが増強しやすい。

- ●遂行機能
  - 文章をまとめる課題を実施。小論文形式の文章を読んで理解しまとめる作業では，文章の理解は良好で，慎重に行えば要約と意見を分けられるが，自分の想いが先行しやすく，要約の中に意見が含まれていく場合がある。自分の意見のみをまとめる課題では表出が多い傾向があり，まとまりにくいためアドバイスが必要。

4　復職に向けた注意点

- ●生活リズム・体力
  - 生活リズムは整っており，体力は向上。家で1～2時間読書することは可能だが，緊張感のある作業の耐久性は未評価。通勤の緊張感と体力を含め，どこかで実施する必要があると思われる(1日単位，1週間単位で疲労を検討)。

- ●認知機能面
  - 良い点：他の人を気遣う細やかな性格。活動には慎重で段取りを考えてから行動するため，失敗が少ない傾向にある。礼節は保たれており丁寧。検査時はすべて前向きに実施することができており，真摯に取り組む。1時間程度の集中には問題なし。振り返りでは，本人なりに受け止めている様子がみられ，少しずつ自分の得意部分・苦手部分がわかるようになってきている。
  - 注意点：注意障害と前頭葉機能障害による遂行機能障害の影響が大きいと考えられる。以下に注意しながら準備を進めていく。
    ①長時間の作業により精度を落とす可能性があるため，どの程度の時間であれば集中して作業できるのか，確認する必要がある。
    ②複数作業を同時に実施すると混乱し，見落としなどのミスが出現すると予想されるため，課題は1つずつ行う。

③表面上理解し，すぐに実行してしまうが，実際は誤って理解しているようなことも予想されるため，確認したり，いったん考えをまとめてから実行する。

④会議などでも，時間があれば意見やアイディアをまとめて伝えることが可能なため，その場で発言する前に，考えをまとめる時間をもらう。

⑤休憩をとりながら，集中できる環境で活動する。

5 本人の状態

外出，旅行は継続できている。九州旅行へ行く。温泉に入ったり，伝い歩き，4点杖による介助歩行も可能であった。17カ月目より復職し，週2日，時間短縮で慣らし出社を開始する。電動車椅子でヘルパーと出勤し，妻が迎えに行き一緒に帰宅する。18カ月目より勤務日を週4日に増やす。19カ月目には週5日，11時から15時の復職を果たす。

5 まとめ

1）移動能力の変化（図8）

自宅退院時，体幹・左上下肢失調が強くみられ，歩行は難しいと本人・家族は認識していた。屋内移動は車椅子を使用する。屋外用に電動車椅子を導入するが，練習していなかったため使用できず，訪問療法を開始する前に返却していた。

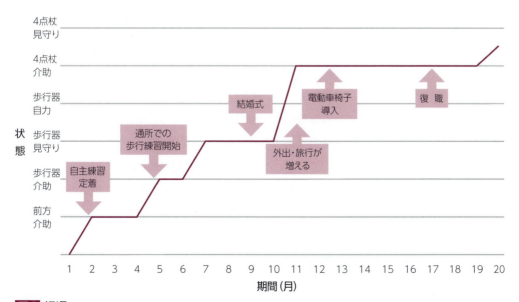

図8 経過

ケアマネジャーからの依頼時，娘の結婚式でバージンロードを歩行できないかと相談を受ける。介入当初から目標や達成時期が明確で，本人や家族，関係機関なども達成に向けて足並みを揃えて取り組めたことが，能力向上につながったと考える。結婚式は訪問開始から9カ月後に予定されていて，どのような形で結婚式に参列できるのか考えながら関わっていた。介入当初，理学療法士は歩行器を使用して立位や歩行が可能ではないかと予測していたが，両上肢の痛みが非常に強い状態だったので，上肢に負担をかけない範囲で歩行練習を行っていった。

　この時期のポイントは，廃用による筋力低下や失調症状の軽減を図るため，体幹・下肢の筋力強化練習を中心に行い，体幹筋力の向上をめざした。失調症状に対する体幹強化は，ブリッジ，腹筋活動による体幹の固定性向上である。四つ這いや膝立ち，立位など様々な姿勢で練習していく。固定性の向上に伴い，回旋などの動きを入れ，バランスを取りながら練習していく。体幹の固定性を上げることは，下肢失調に対するコントロール向上にもつながっていく。そして，上肢痛が減少した4カ月目に，歩行器を導入して積極的な歩行練習を開始する。それまでの訪問療法や自主練習で体幹・下肢筋力の向上ができていて，歩行器歩行でも上肢に頼らずバランスをとり歩行できる身体づくりを行えていたことが重要である。

　歩行練習の積み重ねについては，訪問療法以外の場面でも行えるようにすることがポイントであった。通所先と協働したり，結婚式間際には他事業所の言語聴覚士の訪問を理学療法士に変更できたことも，歩行能力の向上や本人・家族の自信につながり，結婚式当日のバージンロードでの歩行が成功したと考える。

　結婚式ののちは，4点杖歩行へとステップアップしていった。介助歩行や段差昇降ができると外出先が広がり，妻と行ける場所が増えるので，妻の介助で練習を重ね，一緒に介助方法などを確認していった。

　車椅子でいろいろな場所に外出や旅行をするようになり，妻の介助で4点杖歩行や段差昇降などを行えるようになっていく。実際に行ってみた結果を確認して，不安点を解消していく。外出に関して妻が積極的に本人をサポートして連れ出し，様々な場所で歩行体験を積み重ねられたことも歩行能力向上の要因になったのではないかと考える。初めて歩く場所などでは対応が大変であったが，徐々に対応力が向上し，初めての場所でも慌てずに介助歩行を行うことが19カ月後に可能となり，自信獲得につながっていったと考える。

2) 復職までの経過

　訪問療法開始時は生活が落ち着かず，痛みがあったため，興味の範囲は自分の身体にとどまっていたように思われるが，2カ月ほどで痛みが減少し，妻の睡眠を確保するため自分で尿器を使いはじめるなど，自分と周囲を照らし合わせ自己を客観視する様子がみられるようになった．これは，痛みが消失に向かう予測の立つ状況になったのと同時に，1人で行えそうな活動を無理のない範囲で実践し，賞賛されることが有能感を生んだため，さらに広がりをみせたのではないかと考える．その後，通所先で当事者と料理をつくることが人の役に立ててうれしいと感じるようになった．

　作業療法では，実際の生活で行う身体の使い方を練習したことで，1人で行えることが増え，さらに複合的な動作を練習することでイメージが広がり，自分のことだけではなく家事の手伝いなど妻をサポートしたい，周囲の人の役に立ちたいという気持ちがより大きくなったと思われる．

　結婚式では，バージンロードを歩いたり挨拶したりと父親の役割を果たすことができ，歩行についても自信がつき，妻の協力もあり外出先が増え，その都度突発的な事象を乗り越えることで，身体能力の向上や希望としている生活に近づいている実感が得られたのではないだろうか．

　本来，仕事が好きで誇りであり，仕事仲間との交流も続いていたため，自然と気持ちは拡大し，家から離れた環境での復職へ気持ちを向けることができたと思われる．本人から主体的に話が出始めたときから長期的な目標としておき，時折話題に出すなどの工夫をして介入していった．

　バージンロードを歩いた経緯を文章にまとめる作業も本人の自己認識を深める一助となり，自信につながったと思われる．妻のサポートの下，本人主体で復職準備を進め，会社とのコンタクトも本人が文章を書いてとることができ，早期から良好な連携を図ることができた．タイミングをみて復職の相談員や作業療法士が直接職場に出向いて環境について助言し，電動車椅子や本人の症状について説明できたことで，双方にとって安心感のある復職となったと思われる．

　訪問療法での計画書は，3カ月ごとに振り返りと目標を定めると同時に，担当者会議を定期的に実施し，関わるスタッフで目標を確認していった．歩行の機会を増やす，移動方法を変更する，職場への移動を段階的にサポートするなど，本人と妻を含むチームで関わったことも，主体的に復職に向かう要因の1つと思われる．

3) 本人・妻との話し合いの効果

　本事例は，開始時の障害は重度であったが，本人の真面目で努力家の性格，妻のサポート力と夫を信じる力を活用し，本人にとっての意味ある作業で目標を明確にして，人・物を含む環境を調整しながら介入したことで，前に進んでいることを実感しながら目標を達成できたと思われる。

　本人・妻が同じ方向を向くことが最も大切だと考え，高次脳機能障害の理解や生活上の不安の解消，目標の明確化を目的に，本人，妻，作業療法士で話をする時間を設けることにした。その結果，本人と妻からは1週間の報告がされるようになった。本人・妻の感じ方の相違もあり，作業療法士が解釈を加えてアドバイスした。高次脳機能障害について生活に落とし込んで説明することで対策を打つことができ，改善している点も明確になっていったと思われる。また，互いに相手に対する感謝の気持ちなども伝える良い機会になっていたと思われる。

　復職の際は，文章をまとめる作業や会社とのやり取りには支援が必要と本人も妻も理解できていたため，本人が手紙を書くなどやり取りを進め，妻がその仲介を行うなど，夫婦で相談して決めることができた。これも，本人主体で復職へ向け準備する一助となったと思われる。

　後日両者はそれぞれ，「三者で話し合うことで目標が明確になり，1週間でこんなことができるようになったと報告するのが励みになっていた」「2人ではなかなか弱音が吐けなかった」と話した。妻は「孤独を感じており，自分の話のみならず夫の話に寄り添って聞いてくれることが療養の支えになった」と話した。本人と妻が前向きに生活の再構築を進める方策を検討することは，作業療法士の介入の重要な部分であると改めて感じている。

4章 事例紹介

4 高次脳機能障害を呈した60代女性が家事役割を獲得した事例

藤田真樹

1 対象者の概要

- 対象者：60代，女性，要介護3。
- 診断名：脳梗塞（図1）による左片麻痺（中等度），感覚障害（重度），高次脳機能障害（半側空間無視：左側への注意が向きにくい，注意障害：持続・選択・配分・転換ともに低下，遂行機能障害：段取り良く作業を進めることが困難）。
- 経過：作業療法士が関わる2年前に脳梗塞を発症。約2カ月の急性期治療を経てリハビリテーション病院へ転院。約6カ月のリハビリテーションを実施して帰宅。
- 家族構成：夫，娘，2人の息子あり。発症後，同じマンションの1階に本人と夫のみ転居。
- 生活歴：主婦業のほか，地域活動や教会で聖書を教えるなど社会的活動を行い，リーダー的役割も担っていた。

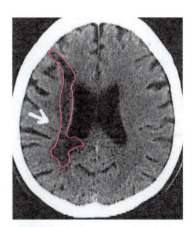

図1 脳CT画像

2 初回評価と当初の目標・ポイント

1）全体像

家事役割未獲得。屋内4点杖歩行は，半側空間無視の影響で曲がってしまうため，ぶつかったりつまずいたりしないよう家の中にラインを引いて対応していた。

2）初回評価

- 身体機能：左上下肢の運動麻痺が中等度。感覚麻痺重度。左上肢は日常的に使

用しない．
- ●ADL・家事動作：屋内は，4点杖を使用して1人で歩くことが可能だった．セルフケアは，入浴，歩行時に介助が必要である以外，ほぼ1人で行えるものの，衣服の形状の認識が難しく，一部介助が必要だった．
- ●生活状況：生活のリズムや，身体のストレッチなど身体に関する自己管理は自身で実施していたが，歩行量は少なく，通所介護施設への通所以外は，ほぼ家のベッドか椅子に座っていることが多かった．在宅時はクロスワードパズルをしたり高校講座などのテレビを見て過ごしていた．
- ●困難な点：左半側空間無視があり，左にある物や自身の左側に気づきにくい．視覚で物を認識することが難しく，手探りになりやすい（図2，3）．
 注意力が低下しており，物事を2つ，3つ同時進行したり，段取り良く進めることが困難．
- ●良い点：記憶が良好．注意さえ向いていれば学習能力は高く，動作のパターンが決まるとその方法で実施することができる．本来慎重であり，注意機能の低下があっても無理な動作をすることは少ない．意欲がある．勉強家で，字を書くことが苦ではない．
- ●調理活動：脳梗塞後に何回か練習したことはあったが，定着していなかった．包丁など道具そのものの操作に大きな問題はない．しかし，半側空間無視，注意障害，遂行機能障害の影響により段取りが悪く順序良く遂行することが困難

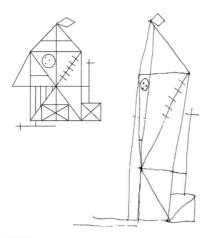

図2 左半側空間無視（Rey複雑図形）
見本を見ながら模写していく
無視が表れやすいよう向きを変えて利用
左側の見落としがある

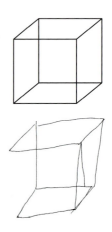

図3 左半側空間無視（立方体）
見本を見ながら模写していく
左側の線は見落とす
終了後，全体を見て左の線の欠如に気づく

で，洗う・切るなどの工程を行ったり来たりしてしまう．野菜を続けて切ることが難しく，大きさも把握できずバラツキが出る．左の物を把握しにくいため，切り残しが出たり左側に物を落としてしまう．

3) 目標

- 本人の希望：脳梗塞後に料理の練習をしていたことがあり，できるようになりたい．このほか，ベッド上で布団の形状がわかりにくく掛け外しができない，更衣動作ができないことがあるのでできるようになりたいといった希望にも介入しているが，本項では調理活動の経過と介入を中心に報告する．
- 作業療法士との目標：やりにくいところは介助してもらいながら，家族で食べる料理をつくる．

　調理活動が家庭内の本人の役割となり，主体的な生活構築の一助となることをめざす．本人と相談し，ほかの料理にも応用可能と考え，最もなじみのある味噌汁づくりから行うことを合意の目標とした．

3　作業療法の内容・ポイント

- 本人の良い点である記憶・学習能力と慎重さを生かし，まずは動作の方法と順序を決定する．
- キッチンのどちら側からどのようにアプローチするか，杖を置く場所，調理の工程を分けて，一連の流れにしていく（表1）．
- 反復で包丁の扱いや段取りをしっかり学習できるよう，作業療法実施時間内につくるものは本人と相談のうえ味噌汁と決めた．

表1　調理活動の段取り（開始時）

① 手を洗う（杖は洗面台の横に置く）
② 作業療法士に冷蔵庫から取り出してほしい食材を告げる
③ 包丁，まな板などを準備する
④ 具材を洗う
⑤ 具材を切る
⑥ 鍋に水・出汁を入れる
⑦ 火にかけ具材を入れる
⑧ 具材に火を通す
⑨ 味噌を入れる
⑩ 後片づけをする

4 経過・転換時期，目標の見直しのポイント

1）1～3カ月

　開始時は，まず調理の流れを動作してもらいながら決めていった。記憶力が良いため，流れが決まるとその通り行うことが可能。切る作業は左の見落としが多く，半分切れていない，左側に置いてある食材を切り忘れる，まな板の上に具材が広がると左から落とすことがよくあった。1つの具材を切っている最中に次の具材に気持ちが向き，別の物を切りはじめ，まな板が食材でいっぱいになることもあった。立位ですべてを行うことが困難なため途中で休憩を入れたり，片づけまで行えなかったりしたことから，時間内に終わらせるため作業の半分を介助で行った。

　具材は1種類ずつ切ることとした。切ったら別容器に移す工夫について本人から提案があり実施。途中で違う物に気持ちが向く際は，作業療法士が声かけし修正を促した。自分に対して右側にまな板を置くなど，左から物を落とさない工夫を提案した。

　立位・歩行については，理学療法士との実践と，本人・家族の自主練習で向上をめざし，調理活動は，疲れたら椅子坐位で継続した。

　2カ月頃から，「慣れたらお父さんとも料理をしたい」と日常生活での調理の希望を語るようになった。作業療法士以外とも，見守り下で洗い物を行う場面がみられるようになった。

2）4～6カ月

　4カ月頃から，家族に「おいしい」「つくってもらえると助かる」と評価されることも多くなり，作業療法士訪問のタイミングに合わせて家族に依頼し，肉を解凍しておくなどの段取りができるようになった。「そのうち自分だけでも料理をつくれるようになりたい」という希望が出て，調理活動に主体性がみられるようになってきた。

　しかし，実際の場面では水の止め忘れや，左側から物を落とすことも多くみられていた。

　文字を書くことは苦ではない利点を活かし，作業療法士との調理では苦手な部分のでき具合を自分で確認できるよう，チェックリスト（図4）に自記したものを使いフィードバックを繰り返した。

　自分のことを客観視し，「反省点がある」と具体的に事象を振り返ることがで

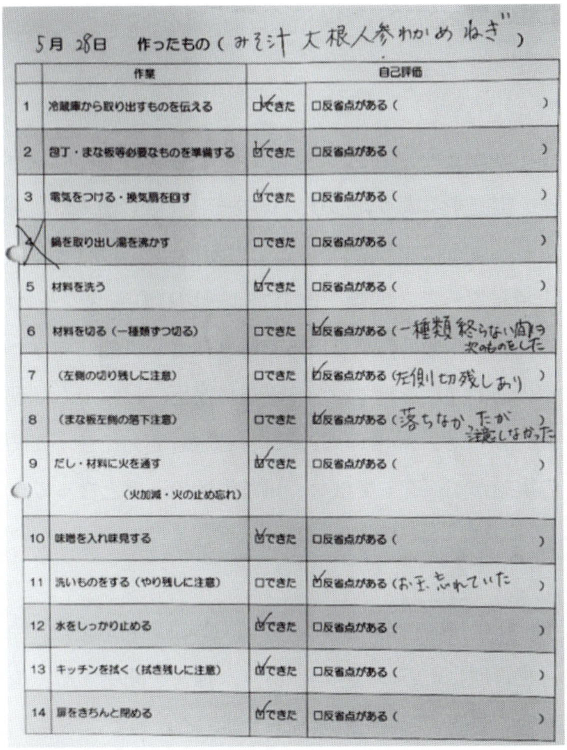

5月 28日　作ったもの（みそ汁 大根人参わかめねぎ）

	作業	自己評価	
1	冷蔵庫から取り出すものを伝える	☑できた	□反省点がある（　）
2	包丁・まな板等必要なものを準備する	☑できた	□反省点がある（　）
3	電気をつける・換気扇を回す	☑できた	□反省点がある（　）
4	鍋を取り出し湯を沸かす	□できた	□反省点がある（　）
5	材料を洗う	☑できた	□反省点がある（　）
6	材料を切る（一種類ずつ切る）	□できた	☑反省点がある（一種類終らない内ヨ次のものをした）
7	（左側の切り残しに注意）	□できた	☑反省点がある（左側切残しあり）
8	（まな板左側の落下注意）	□できた	☑反省点がある（落ちなかったが注意しなかった）
9	だし・材料に火を通す（火加減・火の止め忘れ）	☑できた	□反省点がある（　）
10	味噌を入れ味見する	☑できた	□反省点がある（　）
11	洗いものをする（やり残しに注意）	□できた	☑反省点がある（お玉忘れていた）
12	水をしっかり止める	☑できた	□反省点がある（　）
13	キッチンを拭く（拭き残しに注意）	☑できた	□反省点がある（　）
14	扉をきちんと閉める	☑できた	□反省点がある（　）

図4 調理（味噌汁）の自己チェックリスト

きるようになったが，見落としや切り残しなど，うまく行えない作業もあった。

3) 7～11カ月

7カ月目より，仕事を辞めた夫との調理を不定期ながら開始した。介助される場面は多めでも本人は意欲的であり，主体的に実施できた。買い物ではヘルパーと一緒に食材管理をしながら食品を購入するようになった。

サポートするスタッフとの担当者会議で現状を報告。ヘルパーと調理する機会を設けるよう提案し，チェックリストの使用など苦手を克服しようと努力していることも情報共有した。本人に，自分のやりにくい部分を知っているのは自分であり，手伝ってほしい部分について，自分が主導し，ヘルパーにサポートを依頼する形で実施してみようと提案する。

自分のできること，やりにくい部分を明確に理解できるようになり，ヘルパーとの調理を積極的に実施できるようになる。チェックリストに「できた」とチェックする部分が増え，作業療法士との調理時は，ほぼ時間内に自分で行うことが

できるようになった。

4) 12〜13カ月

開始から1年かかったが，12カ月目には作業療法士との調理以外でも週に2〜3回は調理を実施するようになり，レパートリーも増えた。野菜いためや親子丼などをつくれるようになり，「できることが増えてきた」と本人の発言にも自信がみられるようになった。実際の作業では，切り方もスムーズになり，40分程度であれば立位ですべての作業を自分で行うことが可能になった。

作業療法士の訪問頻度を週1回から隔週に変更。日常でも調理活動を継続してもらうよう働きかける。頻度の調整についても「自分でやってみます」と受け入れる。調理の実施がイベントではなく日常生活の一部となってきた。

5) 14〜15カ月

14カ月目は調理が継続できており，やりたいことも増えた。冷蔵庫から野菜を取り出し食材を管理したいとの思いがあり，練習を開始する。椅子を冷蔵庫の前まで運び，自分で開け，野菜を調理台まで運ぶこともできるようになった（図5）。

作業療法士が訪問すると，新しい物をつくってみようと考えていることが増えており，少しずつレパートリーが広がった。本人に主体的につくりたい物を考えてもらい，訪問時に挑戦した。

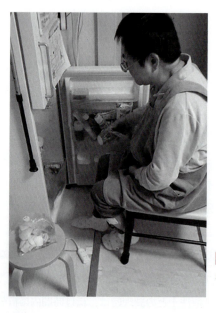

図5 やりたいことの拡大
椅子を冷蔵庫の前まで運び，自分で冷蔵庫を開ける

6) 16〜21カ月

　16カ月目は調理活動を行いたい時間を本人が夫に伝え，時間を空けてもらいともに活動を行うようになった．作業療法士と調理をしたいという希望は少なくなり，電子レンジやスライサーを使うなど，調理を巡る練習を行うことが増えた．

　新しい機器を使う場合，使用方法など動作の段取りを分解し，調理活動の開始時と同様に，椅子や食器の置き場所などを確認しながら練習した．

　本人の口から，「家で暇な時間があると料理をしたくなる」との発言も聞かれるようになったため，疲労がなければ夫との調理活動を増やすことを提案した．

　21カ月目には，訪問した際，既に料理ができ上がっていることがみられるようになる．

7) 22〜28カ月

　ヘルパーが変更になったのをきっかけに，調理を教える形で行っていった．調理動作のスキルも向上し，包丁で重ねて切る，連続して切ることができるようになった．段取り良く，ほぼ見守りで調理が実施可能になった．左上肢で支えて野菜などを切る練習を実施する(図6)．電子レンジを1人で使用するための段取りなどの練習も実施した．本人から不安に関する訴えは聞かれなくなり，「ヘルパーに料理を教えてあげている．だいたい毎日つくるようになった」という発言が聞かれるようになった．

　開始から2年かけて見守りで調理ができるようになったため，作業療法士の訪問は確認という位置づけと伝える．

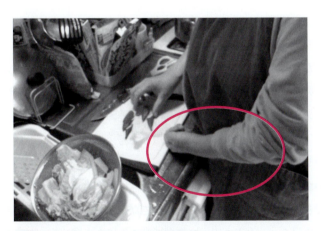

図6 自立度が増し，毎日調理を実施
左上肢を調理活動時も支えとして使用する

5　修了に向けたプログラム

　　療法開始から28カ月を経て，作業療法士の訪問頻度を月1回に変更。「これだけできているのに来てもらって申し訳ない」との発言も聞かれるようになるほど，家事活動については自信もつき，自分でできるという実感も増している。

　　夫の見守り・手伝いの下，調理活動は継続実施できている。夫も「料理は安心して見ていられる」と話す。その後，作業療法士は月1回訪問しているが時間は20分程度。生活状況を聞き，本人が不安に思っている部分を一緒に考えるサポートでフォローアップ中である。

6　その後の生活の様子

　　調理は夫の見守り下で実施しており，夫が忙しいときは，1人でほぼつくってしまうこともある。

　　それ以外では，毎日散歩したり，毎週教会に行くだけでなく，教会で聖書を教えたり，コンサートで歌を披露するなどの社会的な活動や家族旅行なども夫の支援の下実施できている。転倒することがあり，バランスや動作確認が必要となっているものの，様々な活動に参加できている（図7，8）。

7　まとめ

1）高次脳機能障害

　　高次脳機能障害を呈した片麻痺の人は，障害がない人と比較して，同じ活動を獲得するにも予測を立てたり臨機応変に対応を変えることが難しい場合があり，時間がかかることもある。麻痺の回復や筋力の向上のみでなく，動作スキル獲得のためのトレーニングが必要となる。食事，整容などの日常生活活動より家事動作などのほうが複雑となるため，高次脳機能障害による不得意な面が出ることも多く，工程の分析が必要になり，段取りを考える際，その人の良い点を活かしてアレンジすることも多い。

　　この事例では，記憶力が良く真面目な性格のため，手順が決まればその通りに実施できること，文字を書くことが苦でないことを活かし，手順を決定し，それを基に自己チェック表を用いて調理活動の獲得をめざした。自己チェック表で手順を示すと同時に，左へ意識が向きにくい半側空間無視と集中が切れやすく動作

4章 事例紹介
4. 高次脳機能障害を呈した60代女性が家事役割を獲得した事例

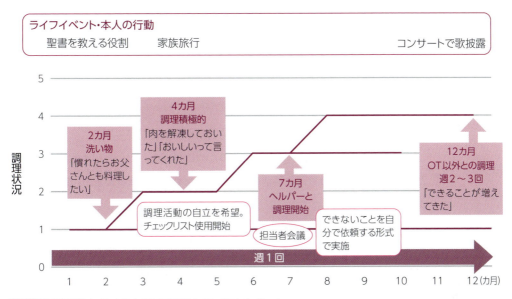

図7 訪問開始から12カ月の調理とライフイベント
縦軸数値は，1：リハビリテーション時間での実施，2：洗い物見守り，3：夫と調理，4：ヘルパーと調理，5：毎日調理，である
OT：作業療法士

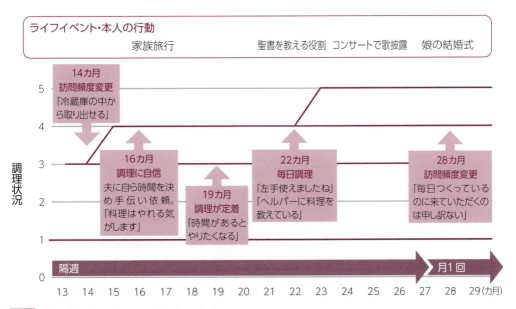

図8 13〜28カ月の調理とライフイベント
縦軸数値は，1：リハビリテーション時間での実施，2：洗い物見守り，3：夫と調理，4：ヘルパーと調理，5：毎日調理，である

135

がまとまらない注意障害・遂行機能障害の面に注意喚起できたこと，まな板の位置や身体の向き，具材の置き場所など，苦手な部分の影響が出にくい環境を整え，提案したことが調理活動の獲得につながったと考える．

2) 意味ある作業と主体性の向上

本人の生活歴を丁寧に伺うと，社会的活動を実施しながら家のこともしっかりこなしてきたという思いが強く，家族のために料理をしたいという希望が出された．「自分のため」の日常生活活動より「人のため」にもなる家事動作は，本人の自己肯定感を高め，周囲の反応が得られることからモチベーションが高まり，主体性も向上するという好循環が得られやすい．この事例では，つくったものを夫や娘が「おいしい」と食べてくれたことが次の意欲となり，本来の自立心のある性格も手伝って，自分で行える部分を増やしていきたい，ほかのものをつくってあげたいという主体性を引き出すことができた．作業療法士との練習から日常の活動へと移行するには，本人のみならず周囲の関わりが大切となる．関わる家族，サポートするスタッフが本人を理解し，本人に主導してもらい支援することで，さらなる主体的な活動を引き出すことができる．

3) 訪問頻度の調整

身体を良くしてもらいたい，歩けるようになりたいという気持ちで訪問療法を希望される人は多いと感じる．身体が良くならないし，このままでは何もできないという気持ちのままでは，本人の主体的な活動には結びつかないと考える．漠然とした希望から本人の生き方ややりがいを再構築する手伝いをするという視点が必要になる．

この事例では，調理活動を通して本人が達成度を確認できるようになった．作業療法士との関わりがなくても自分でできるという自信が芽生えたところで，頻度を調整し，1人で試してみる機会とした．さらに自信がつくと，教会で聖書を教える役割やコンサートで歌を披露する，講演会で当事者の気持ちを話すなど，社会的な活動や新しい活動への誘いにも乗りやすくなり，活動範囲が広がっていった．その後の作業療法士，理学療法士は，本人の不安や次の課題を明確にする役割になっている．どの程度訪問が必要かという視点は常に持ちながら関わることが大切である．

4章 事例紹介

5 重度片麻痺と高次脳機能障害の男性の社会参加を長期支援した事例

藤田真樹

1 対象者の概要

- 対象者：60代，男性。要介護度4。
- 診断名：脳出血による左片麻痺，高次脳機能障害。
- 経過：約2カ月の急性期治療を経て回復期リハビリテーション病院へ転院。約4カ月のリハビリテーションを実施。病院では不穏が続き落ち着かず，自宅のほうが落ち着くのではないかと判断され，早期に退院となった。
- 家族構成：妻，娘。
- 生活歴：会社員。販売促進の仕事に従事していた。妻もフルタイムで勤務していて，夫婦そろって外食をすることが多かった。

2 初回評価と当初の目標・ポイント

1) 全体像

麻痺が重度でベッド臥床の時間が長い。混乱して落ち着きがなく，不安で頻繁に家族を呼ぶ。ベッドから車椅子への移乗は不安定で見守りが必要。排尿・排便の感覚があいまいでおむつを使用していた。家族も介護に疲れていた。

2) 初回評価

- 麻痺：左上下肢の運動麻痺（BRS 上肢Ⅱ，手指Ⅰ，下肢Ⅲ）。左表在感覚重度鈍麻，深部感覚中等度鈍麻。
- ROM：左肩関節屈曲120度，左股関節屈曲60度，外転45度，内転・内旋 −10度
- 痛み：運動時，肩関節と股関節に痛みがあった。
- 脳機能：
  - 困難な点：易疲労があり，坐位耐久性30分程度。疲れやすく練習や食事など

137

の活動が続かず，途中でやめてしまう．脱抑制注意障害のため落ち着きがなく，じっとしていられない．待つことができず，すぐに家族を呼んだり大きな声を出してしまう．動作が性急になり，危険を認識しにくい．持続，選択，配分，転換ともに低下しており，活動が最後まで続けられなかった．左半側空間無視のため，自分の左手・左足の認識に乏しく，動作時にぶつけたり，寝ている際に左手足を身体の下敷きにしていたりする．

- 良い点：病院入院時には，ノートにスケジュールを記載する練習をしていた．関わるスタッフの名前など，注意が向くと記憶に残っていることが多い．作業療法士に対して，自分の身体のことについて質問し，トレーニングを習得しようとするなど，興味を持ったことに対して努力しようとする．自分の状態を理解しようという意欲がある．

● ADL・IADL：BI (Barthel Index) 15点／100点，FAI (Frenchay Activities Index) 0点／45点．屋内外ともに車椅子介助移動．手すりを利用して立位は可能だが，左下肢が接地・荷重しない状況だった．1人での車椅子移動は困難で，壁にぶつかるなど危険が多い．

尿便意はあいまいで，おむつを使用．夜間のおむつ外しがある．食事は食べこぼしが多く，左側の食べ残しが多い．更衣動作は介助が必要で，その他の日常生活活動においても高次脳機能障害の影響が強く，性急で安全管理ができず，目が離せない状況だった．自ら動作を行おうとする意欲はあるが，注意が逸れるため達成が困難だった．

● 生活リズム：夜間のまとまった睡眠が取れず細切れになっており，生活リズムの乱れがある．疲労が強く，ヘルパーの訪問，訪問療法時以外はベッドで横になっていることが多かった．

● 家屋状況：居室・リビングが2階にあり，屋外に出られなかった．

3) 目標

● 本人の希望：歩けるようになりたい．元に戻りたい．
● 作業療法士との目標：生活のリズムを整え，日中車椅子で過ごして体力向上を図る．階段昇降が介助で行えるようになり，外出する．排尿・排便のリズムをつくっていく．自分の身体を管理していけるようになる．

本人の現状認識が困難であったため，小ステップに分けて目標を定めていくことを理解してもらったところ，排泄をどうにかしたいと語った．介護者が疲労している状況だったのに加え，本人は本来会社で人に囲まれた仕事をしていた

4章 事例紹介
5. 重度片麻痺と高次脳機能障害の男性の社会参加を長期支援した事例

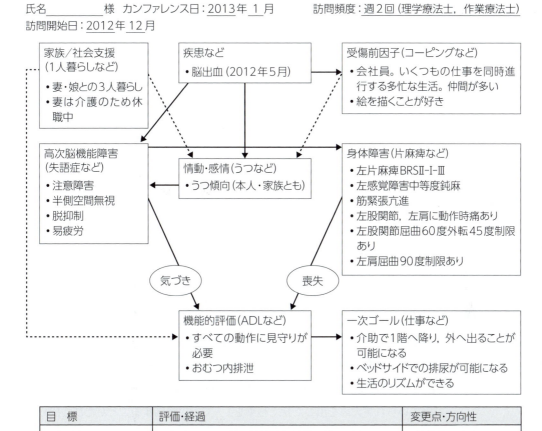

図1 初回カンファレンス

ため，社会的な部分を活かせるよう早めに通所サービスが利用できたほうがよいと考えた。そのために生活リズムの構築と体力の向上が必要と考えた。本人の良い面を活かし，自分で行える身体の管理を増やし認識の向上につなげられるのではないかと考え，合意の目標とした。

3 作業（理学）療法の内容・ポイント（図1）

● 本人の記憶能力を生かし，また混乱状況であったこともあり，落ち着いて進められるようわかりやすい声かけ・介入とし，何を目的にこの練習を行うのか，

また本人が困難になっている点を明確に本人に伝え，日常生活で気をつけることができるよう働きかけた。変化点は可能な限り可視化や点数化し，本人に達成度を自己採点してもらいながら進めた。本人・家族・周囲のスタッフが同じように動作・活動の注意点や対応を考えられるよう高次脳機能障害と動作を合わせて，例えば注意障害のために乗り移りの動作が性急になりやすいため，左足を接地し，手すりを持ってから立ち上がるなど方法を実際に行って伝達した。
- 身体機能の向上が見込めたため，早期から左半側へ意識を向けていけるよう自主練習の方法を伝え，自分で管理する意識を持ってもらうよう心がけた。妻の負担も大きかったため，在宅している際は話を聞き，現在の状況・変化点を伝えるよう心がけた。

4　経過・転換時期，目標の見直しのポイント

1）開始〜2カ月

　作業療法士が週1回（40分），理学療法士が週1回（40分）訪問した。退院して家に戻ってきたばかりでリズムができあがっておらず，混乱していた。坐位の耐久性は30分程度。疲れやすく落ち着かず家族を頻回に呼んだり，すぐに来ないと待っていられず大声を出したり，移乗を1人で行い転倒することがたびたびあった。妻は介助に疲弊し，うつ傾向だった。

　介入は，ADL方法の検討・練習，福祉用具のセッティング・適応練習，立位の練習，自主練習の検討，関節可動域・麻痺の回復のための練習とし，生活状況を把握することから開始した。生活リズムが構築できず，排泄の問題も大きく介助者の妻の負担となっていた。妻の介護負担に関してはケアマネジャーが対応した。

　ベッドでの運動，坐位・立位の練習，ADL練習と場面を変えて行う工夫をした。会話では昨日はどんなことがあったか，眠れたか，食事は食べられたか，困ったことはあったかなど具体的に振り返ることができる現実感のある会話を心掛け，本人の不安を明確にし，会話に出た部分の練習をするようにした。「今までよりもせっかちになった」と自分のことを客観視する発言もみられるようになっていった。また，日常的に問題となっているところを明確にし，ADL方法の検討と練習，必要な福祉用具の選定と使用の練習を行った。

　身体機能は，左下肢に股関節の屈曲制限のほかに内反尖足の筋緊張が強くあり，立位時に下肢の接地が難しいため，装具を装着して立位の練習を行い，安定性の向上と左右のバランスを左下肢も使ってとれるよう練習した。食事以外はベ

ッド臥床していたことから，横になっているときに筋緊張の調整を図るため，腕や足の置き場所や角度を調整し，痛みが低減するようにした。

　身近な動作として移乗の練習を実施した。作業療法士と理学療法士が情報を共有しながら左足の位置を統一するよう協働で練習を実施し，その方法を家族や介護ヘルパーに伝達した。車椅子の選定を行い，ヘルパーがいる間は車椅子に座っているなど，耐久性を上げることを共通の目標とした。また，本人は，何かできないかと考えているところもあり，続かないものの意欲があることがうかがえたため，できる範囲で左手を動かすなど左を意識するための自主練習を指導しはじめた。徐々に立位の安定がみられたため，通所サービスにつなげるために集中した歩行練習，階段練習が必要と考え，さらに理学療法の実施頻度を上げることになった。

2) 3～8カ月

　作業療法士が週1回（40分），理学療法士が週2回（1回40分）訪問した。少しずつ耐久性が向上し，1時間程度であれば車椅子に座っていられるようになったが，移乗動作は危険で見守りが必要であったため，自由にベッドとリビングを行き来することができなかった。依然転倒もみられたが，左下肢を接地することが可能になった。上肢の自主練習も不完全ながら行えるようになり，夜間の左手の位置を意識できるようになったため，自分の身体の下敷きにすることは少なくなっていった。夜間の睡眠が十分にとれないことについて精神科を受診し，服薬を開始した。引き続き車椅子に座っている時間の延長と歩行や階段昇降を介助で行えるようになることを療法士との目標にした。

　介助は本人の活かせる能力を活用していった。失禁が多い状況だったが尿意が出現し，尿器の利用などを検討した。しかし，高次脳機能障害の影響が強く不注意なことから失敗も多かった。トイレの使用も検討するが，左足の管理が不良で接地しないまま立つ，ぶつけるなど危険な動作も多かった。本人の記憶力を活かし，動作方法を何回も繰り返し練習し，定着するよう介入した。更衣動作についても手順を決め，繰り返し実施した。介助歩行や階段昇降の練習についても手順を決め，性急にならないよう，自ら1，2，3と声を出しリズムをとりながら繰り返し行った。

　理学療法士はヘルパーに階段を降りる方法を，実際に介助する人と一緒に行うことで伝達し，介助の方法を含めて練習を実施した。数日時間を空けさらに確認し，定着を図った。また，作業療法士は坐位耐久性や注意機能向上のため，本人

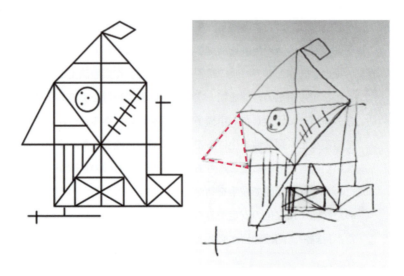

図2 Reyの図形模写（半側空間無視の症状が見えやすいように向きを変えて使用）
左側の見落としがある。本人と振り返り後，色部分を本人がつけ足す

が好きだという絵を描いたり，文章の要約・書き写しの課題の提供を行った．1日の流れを把握してもらうことも目的に，1日のスケジュールとやったことをノートに記載してもらうこととした．図形模写での左側の書き残しや，誤字脱字について一緒に振り返り，自分で修正することを繰り返し実施した（図2）．妻は追加の課題としてタブレットを利用してのゲームや新聞記事書き取りの練習ノートを準備した．BIは45点に向上し，リハビリテーション実施計画書説明の際には自分の状況を「次はトイレと着替えだな」と振り返った．

3) 9〜11カ月

作業療法士が週1回（40分），理学療法士が週2回（1回40分）訪問した．妻は時間短縮・曜日限定で復職することになった．本人は夜間の睡眠がとれるようになり，坐位耐久性が向上し，3時間程度坐位で過ごすことが可能になった．また，階段昇降が介助でできるようになったため，障害者施設の通所利用を週1回で開始した．ノートの記載を振り返りながら，自分の状況を少しずつ把握できるようになった．一方，トイレや移乗動作などでは，車椅子のブレーキのかけ忘れや足の位置の不注意でバランスを崩すなど，転倒することも現存しており，見守りが必要な状況であったが，本人・家族は1人で実施することへの意欲が高かった．通所施設に通う生活のリズムができたことから，排泄を1人で安全に行えること

を療法士との目標とした。

　家よりも通所の環境のほうが排尿リズムをつくりやすいと考えた。利用初日はトイレに20回行っていたが，1時間おきに減らし，さらに食事の前後など，指標となる活動の前後に行うようにした。自分でも「正」の字を書いてコントロールの指標にしていた。自宅でのトイレの回数も，訪問療法の前後ではなく，最後だけ行うなど調整するよう助言した。2カ月でトイレの回数は徐々に減り，施設への通所も定着した。訪問理学療法の頻度を減らし，通所回数を増やせないか，妻の復職を後押しできないか検討するに至った。実施計画書の説明の際には自分の状況を「次は着替えだね。トイレはもっとうまくならないと」と話していた。BIは50点，FAIは5点だった。

4) 12～30カ月

　作業療法士は週1回（40分），理学療法士は週1回（40分）訪問した。坐位耐久性が向上し，通所施設での約6時間をすべて車椅子坐位で過ごすことができるようになった。トイレの回数は通所開始当初の20回から6回程度まで減少した。妻が復職することになったため，家に1人でいる時間を少なくし，施設通所の頻度を上げるよう体制を変更し，訪問療法の回数を減らしたが，家ではまだ移乗，トイレ利用の際に不注意でバランスを崩すことが残存していた。

　動作が丁寧で危険なく行えるようになる，着替えが1人でできるようになることを療法士との目標とした。

　トイレ動作を安全に行うため，左下肢に重心を移した動作ができるよう，立位の練習や横歩き，屋内歩行を継続した。トイレ内の動作も訪問時は必ず同じ方法で練習した。その結果，トイレ動作，移乗動作が安定するのと同時に，家の中の移動を車椅子から杖歩行へと徐々に変更することができたため，屋外に目を向けるよう促していった。通所の回数を徐々に増やし，週5回3箇所の施設に行くことになった。屋外歩行ははじめ理学療法士と行い，その後，家族との練習が行われた。

　装具をSLBからSHBへと変更し，作製したことから装具着脱の練習を開始した。股関節が固く足部に手が届かないこともあり，作業療法士とどのような姿勢で行うか検討し，まずは臥位で足を組んで行い，股関節や膝関節の可動域拡大に従い1年かけて坐位での動作に変更していった。更衣動作の手順も再度見直し，1人で混乱しないよう練習をくり返し，実施頻度の高いはおりの上着，かぶりの上着，ズボンと段階づけ，ズボンに関しては股関節の可動域低下により，臥位から坐位へと段階づけた。ヘルパーへ方法を伝達し，少しずつ介助の量を減らして

もらった．また家の中を安全に杖歩行できるよう，台所への移動や歯磨き・洗顔の姿勢を再検討し，腹部を必ずシンクにつけること，足を肩幅に開くこと，などの約束事を明確にして介入した．

　通所施設へは歩行の機会を増やすよう働きかけ，時間のあるとき職員と杖で歩行する時間を設けて，少しずつ距離を延ばしてもらうことにした．耐久性は向上し，行えることが増えてBIは70点に向上し，FAIは7点だった．この頃より「あわてないようにしないとね」「こうするとバランスを崩す」など自分を客観視することが増えた．訪問療法以外でも日常的に屋外歩行の練習を家族と実施できるようになり，タクシーを利用した外出ができるようになった．また，すべての通所先で杖で歩行する機会が設けられたことから，訪問理学療法の時間を短縮することとなった．

5) 31～42カ月

　作業療法士は週1回（40分），理学療法士は週1回（20分）訪問した．装具の着脱ができるようになり，家の中も杖歩行で移動できるようになり，「1人でも大丈夫かもしれない」と不安が減り，「歩いて移動することができそうだ」と見通しを持つ発言がみられるようになった．

　生活が安定することで，今後の社会参加や復職に関する思いが出現しはじめた．作業療法士も可能性があると考えたため，復職・ボランティアなど社会参加を模索，家の中を1人で安全に移動できる，歩いて出かけたり車椅子を使ったり，状況に合わせて選択できることを療法士との目標とした．理学療法士は，家族との歩行や通所施設での歩行で，さらに歩行能力の向上が望めるかモニタリングしながら，立位保持，スクワット，ふくらはぎのストレッチ，股関節屈曲や外旋位を修正するための足組みの運動など，自主練習の定着度を確認し，少しずつ修了への方向づけを行っていった．作業療法では，家の中を杖歩行で，日中1人の際に自分の食べ物や飲み物を用意できるよう動作を練習した．杖を置く場所を確認し，棚の上に物を置きながら移動できるように環境を見直し，危険のない立ち位置を決めた．仕事に関する本人の意向を聴取し，職場の意向についても妻を通じ聴取してもらうこととした．高次脳機能障害についての検査を再度実施し，仕事をする際の注意点を共有した．少しずつ自分のことは自分で管理していくことを本人と確認し，電話での日程調整など，直接本人がヘルパーや通所先との連絡を行う機会を増やせるよう，電話番号表の確認などを一緒に行い，実施していった．BIは75点，FAIは7点となった．家族と歩いて週1回外食することが定着し，

少しずつ回数が増え，外出の機会も増加したため，理学療法は修了とした．

6) 43〜51カ月

作業療法士が週1回（40分）訪問した．屋内移動では，台所でコーヒーをいれ，リビングで飲むなどの動作を日常でも1人で行うことができるようになり，食事も簡単なものであれば台所からリビングまで1人で運べるようになった．妻の出張時もヘルパーを多く入れなくても食事など自分で対応できるようになっていき，屋内移動で本人が困る感じがなくなった．仕事に関しては，現状の仕事への復帰が可能か，新たに本人に合った仕事を生み出すか，考えていくこととなった．スケジュールの調整など自分で確認し，電話を入れるようになっていったが，不安が強く何回も電話をかけ直し確認することがみられた．最終的に職場復帰は望めないことがわかり，本人の能力を生かす活動ができないか検討することとなった．

日常的に家の中を歩いて移動できる，朝の身支度や食事など必要なときに1人で行える，自己管理（生活リズム，健康管理，運動管理）を1人で行えることを作業療法士との目標とした．日常生活は安定し，本人の不安も減っていったため，主体的な活動を促した．自主練習も毎日実施してもらうこととし，作業療法士はモニタリングする役割を担うこととした．2階の居室から階段を下りて靴を履き，玄関を開けて外に出て，鍵を閉めて外出するという一連の屋外アクセスの動作を繰り返し練習し，玄関扉を開ける際の立ち位置や鍵をかける際の身体の支え方など落ち着いて行えるまで重ねて実施した．

家族との歩行は定着し，距離も延長し，外出の際は1kmの歩行が可能になった．練習ではなく外出の手段としての歩行となり，週に2〜3回居酒屋に食事に出かけるようになった．外出を1人で行うためには階段を杖を持たずに昇降するため，外用の杖と，玄関に靴を履くための椅子が必要と，本人・家族の意向を待つ形となった．社会参加に関しては，販売促進のキャンペーンなどを企画する仕事をしていたことから，ソーシャルワーカーとともに商店街の活性化を企画することとなった．医師の提案もあり，本人が闘病記を書きはじめ，作業療法士がまとまりにくい部分をサポートした．BIは90点まで向上し，FAIは11点になった．

自主練習として立位でのふくらはぎのストレッチ，重心移動，片足立ちと上肢の自己介助運動を毎日実施．歩行や活動後のストレッチなど，麻痺のケアも自分で行えるようになっていった．日常生活・社会的活動とも今後向上できる環境が整ったと判断し，本人と相談の上，作業療法の時間を短縮することとした．

7) 52〜57カ月（図3）

　　作業療法士が週1回（20分）訪問し，その後月2回（20分）に頻度を変更した。商店街活性化に関しては，ソーシャルワーカーや妻とともに企画会議などに参加する機会が増えた。そのほかにも障害者の支援者向け講習会で自分のことを話すなど，社会的な役割を担う機会を増やしていった。

　　作業療法士とは，不定期に地域貢献などの社会活動を行う，家族以外と杖歩行で外出し公共交通機関を利用することを目標とした。

　　ソーシャルワーカーとケアマネジャーが主に社会参加をサポートし，講演会も盛況に実施でき，本人の自信につながっていった。主体的に行うことが増え，周

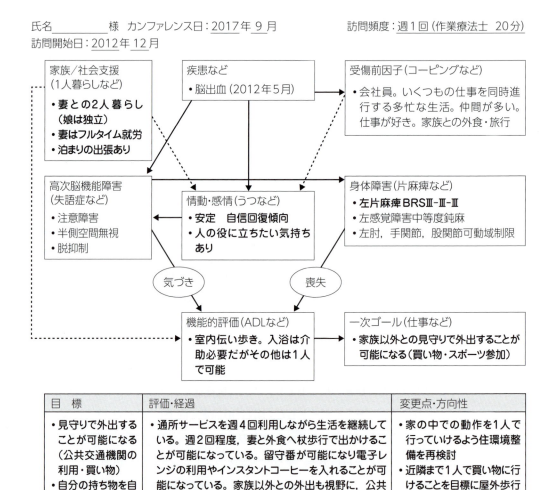

図3　最終カンファレンス

りのスタッフとの連携も本人が意識するようになった。作業療法士は，日々の生活の中で1人で行う際，遭遇した疑問点や問題点をともに考える立場として訪問した。介護タクシーが遅延した場合の連絡のとり方や，リハビリテーションスポーツにも興味があることから，家族以外と自由に外出することを目標に，屋外の長距離移動，交通機関利用の練習を行っていった。その際は数回訪問療法の時間を延長して実施した。歩行は，最初こそ慎重なものの，疲労してくると凹凸がある場面で慎重になれずにつまずいたり，緊張が高まり歩容が不良になることがあった。ICカードにチャージする方法や，身体障害者手帳を利用して乗車する方法，また，どのような鞄に入れていくとスムーズに取り出すことができるかなどを一緒に考え練習した。その結果をヘルパーに伝え，最終的に世田谷区独自の高次脳機能障害者の見守り支援である移動支援で外出できるようになった。ヘルパーは毎回の外出時に本人と振り返りを行い，より安全に移動できるよう支援を継続している。

5 修了に向けたプログラム

　2週に1回（20分）の訪問となっている。本人が生活状況を説明し，作業療法士がアドバイスする形をとっている。今後めざす生活をイメージしていけるよう，本人の考えていることを聴取し，何をすべきか一緒に考え，明確にするようにしている。移動支援を使って自分のための昼食を買いに行き，家で自分で準備して食べるなど，「やりたい」活動の実践を積み重ねており，FAIは15点に向上している。今後社会的な活動や行動範囲の広がりがみられるようになれば，さらに主体的な活動が増え，自らできるという実感も増すと思われる。

6 まとめ

1）高次脳機能障害・身体障害の変化

　本事例では，初期の身体機能障害，高次脳機能障害ともに重く，現在の状態に回復するのに経過が長くかかった。長期に及んで回復した理由は2点あると考える。
　1点目は，高次脳機能障害の状況に合わせ，本人に身体機能・高次脳機能の向上について自己管理を促した点である。開始時は，高次脳機能障害に関する解説で挙げた神経心理ピラミッド（55頁，図1参照）の底辺にある覚醒・神経疲労に当たる疲労が強く，1時間程度の活動で疲れが出る状況だった。注意障害や半側空

間無視もあり，食事の食べこぼしや左側の見落としがみられた．まずは日中の起床時間を延ばすことから始め，本人が興味のある絵を描いたり，新聞記事を要約するなど課題を提供して，左側や誤字脱字などへの注意力の向上をめざした．また，1日のスケジュールを書いてもらうことで考えをまとめられないか考えた．

　身体機能については，「痛くない姿勢」としてポジショニングを伝え，不良肢位を防ぐとともに，自己介助で上肢を少しずつ動かすなど自分の身体に触れる機会を増やした．記憶は保たれていたことからフィードバックが入りやすく，自分の状況を理解するに従い，起きていられる時間も少しずつ長くなり，注意力も向上傾向をみせた．身体の自己管理に関しても，ポジショニングは半側空間無視の傾向が強く，行えないこともあったが，比較的初期の段階から同じ運動を毎日実施するようになった．

　2点目は，活動や高次脳機能障害の改善点を可視化することで，現在の自分の状況と今後の見通しを考えながら生活を構築したことである．高次脳機能障害について本人・家族に説明し，時々簡易テストも実施して改善点を示していった．ADLやIADLも同様に，本人の意欲・興味のある活動から開始し，リハビリテーション実施計画書の説明とともに3カ月ごとに得点を示すことで，本人が自ら「次は着替えですね」など課題をみつける発言が増えた．点数化に抵抗を示す人もいるが，本事例では改善が目に見えることで向上心が芽生える傾向にあり，効果的であった．その結果，ADL，IADLは改善し，トイレへ行く回数も減らすことができた．屋内移動に関しても，車椅子介助→車椅子自操→車椅子自操・杖歩行見守り→1人で杖歩行→1人で伝い歩き，のように改善したと思われる．

2）多職種連携

　病院から退院し，元の家で生活する場合，ソーシャルワーカーやケアマネジャーが生活のイメージを本人・家族と話し合い，様々な職種と連携し，生活を支援する態勢をつくる．互いの専門性を理解し調整し合いながら，本人・家族を中心に，望む生活のイメージを明確にし再構築していく．本事例の場合，訪問療法開始時は高次脳機能障害，身体障害ともに重く，家族の負担が大きくヘルパーの利用が多かった．そのため療法士は，本人ができることと介助方法をヘルパーに伝達し，方法を統一していった．実際に介助を行う人に説明しながら活動をその場で一緒に行い，さらに時間を置いてもう1回方法を確認するなど，フィードバックした内容や生活状況などを報告し合いながら，介助方法の伝達やアドバイスを繰り返した．介護の負担が大きい妻にはケアマネジャーが寄り添っていたため，復職後

療法士が会えなくなってからは変化点をこまめに報告し，伝達してもらうことで共有を図った．

　耐久性と身体機能の向上がみられるようになってからは，通所サービスの利用が増えた．そこでは，家族やヘルパー，療法士以外との交流が増え，社会活動の機会が得られる．本来会社で人に囲まれていたことから，通所サービスで社会性を活用しながら，トイレや外出など生活活動の向上が可能になったと思われる．屋内移動も家族，在宅や通所のスタッフと連携しながら進め，周囲の提案から，状況に合わせて本人が選択できるようになっていったと考える．

　家族は本人が望む外食について，回数や出かける場所を徐々に変更し，歩行の機会を多く設けた．移動が大変なときも，本人にとってはわかりやすい課題となり，「車椅子から降りて店に入った」「歩くと疲れた」「少し疲れた」「疲れなくなった」「知らないところまで歩いて行くことができた」など，自分の能力の進歩に気づき，大きな自信になったと思われる．その結果，療法士や家族以外とも外出できれば世界が広がるのではないかという提案に乗ることができ，現在はヘルパーの見守りで，公共交通機関を使用し約1時間かけてリハビリテーションスポーツを行う施設まで行くことができるようになっており，今後も自分の昼食の買い物をして，家で準備をして食べるなど，少しずつ1人で行ける場所や活動を増やすと同時に，社会活動を増やすという目標を持つことができていると思われる．

　多職種が連携しながら支援したことにより，訪問療法の役割をより生活に近い職種や家族へつなぐことができ，訪問頻度を減らしながらも本人の機能向上，生活の向上，そして「やりたい作業」の獲得につながったと考える（図4，5）．

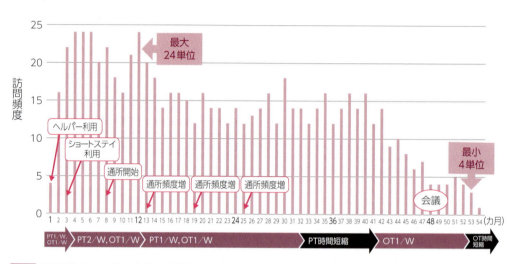

図4 訪問頻度と本人・家族の利用サービスの状況

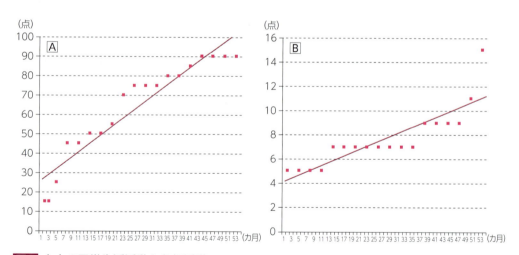

図5 本人の日常生活活動と参加活動
A：日常生活活動（BI），B：参加活動（FAI）

4章 事例紹介

6 高次脳機能障害に左大腿切断を合併した左片麻痺の事例

中島鈴美

1 対象者の概要

- 対象者：80代，男性，要介護5。
- 診断名：脳梗塞（左片麻痺左半側空間無視），左大腿切断。
- 経過：2005年4月脳梗塞発症直後に，左外腸骨動脈閉塞により左大腿切断し，9月に自宅退院する。
- 家族構成：妻と2人暮らし。息子2人は都内と近県に住む。
- 生活歴：大学で運動心理学を教えていた。ピアノを独学で弾くなど研究熱心。退院直後より短時間の通所リハビリを利用している。当初は心理面の混乱もあり多動性が強く，通所リハビリ時も落ち着かず，常に見守りが必要な状態だった。向精神薬の処方も必要で，家族はそばを離れられない生活が数年続いていた。身体面は左側運動麻痺，左大腿切断で，車椅子への移乗動作など介助が必要だった。体幹の支持が安定し，右手で平行棒を持ち，片足でぴょんぴょんと平行棒内を2往復程度の移動が可能になり，移乗介助量も軽減していた。

1）脳梗塞発症から訪問療法開始まで

発症から12年，数年間のブランクはあったが，退院直後の通所リハビリ利用時から終末まで，長期に関わった事例である。通所リハビリ利用当初を振り返ると，左半側空間無視，注意障害に加えて心理面の不安が強く，利用中ベッドで休息をとるが，10分も経たないうちに起き上がるなど落ち着きがなく，常にスタッフの見守りが必要だった。通所に到着した時点で「見捨てられたような気持ちになる，いつ迎えに来るのか」と家族と離れることに対しても不安の訴えが続いていた。いったん，外来リハビリに移行し，発症から3年後，通所リハビリを再開した。

その頃は，周囲に注意を向けられるようになり，読書など集中する時間もあった。数時間集中してピアノ演奏の練習も行えるようになった。その後，水墨画を

描いたり論文執筆を行うなど，本人がやってみたいと思うことについて，80歳を超えてもなお，当初からは予想できない集中力を発揮するまでに回復している。その後，当クリニックの訪問療法が始まるまでの数年間，医師は訪問診療を継続し，本人の状態変化に対応していた。

2 初回評価と当初の目標

1）全体像

小柄な体格。室内外ともに車椅子で移動している。発症4年を経過した頃より心理的に落ち着き，通所リハビリの利用など安定した生活を送っていたが，6年目，座った際，左大腿の切断部が車椅子のフレームにあたるなど身体面の変化が生じた。

2）初回評価（発症から6年経過）

- 運動麻痺（左）：BRS　上肢Ⅱ，手指Ⅱ，下肢は大腿切断のため不明。
- 高次脳機能障害：左半側空間無視，注意障害。
- 筋緊張：左上肢はだらんと力が入らず筋緊張は低い。坐位，立位保持など支持可能で体幹部は安定している。
- ROM：左大腿切断端が短いため股関節は常に屈曲し，伸展，内転方向に制限がある。左肩関節屈曲：軽〜中度制限（更衣などに支障はなし）。
- MMT：右下肢おおむね4レベル，臀筋3レベル。
- ADL：基本的に左側への注意促しが必要。
- 食事：左側の食べ物の見落としがあり，見守り声かけが必要。
- 起居動作：起き上がり，立ち上がりは手すりを使用して見守りから1人で可能。
- 入浴：自宅浴槽でヘルパー介助で行う。
- 排泄：尿意・便意あり。トイレで行うが腹圧が不十分で妻が介助することもある。移乗は見守り。
- 移動：室内外とも車椅子を使用。室内は介助または右足で駆動して移動。
- 介護保険利用サービス：訪問介護（入浴介助），通所介護（短時間，長時間）
- その他：水墨画教室に月1回通う。

3) 目標
- 本人の目標：目標について特に発言はない。
- 理学療法士との目標：移乗動作能力，介助量の維持を目標とし，週1回の頻度で開始。本人から具体的な希望はあがらなかったが，発症から長期経過し，車椅子～ベッド・トイレの移乗，起居動作能力の維持を図ることと，車椅子坐位時の左断端部の痛み緩和を目標とした。

3 理学療法の内容・ポイント

- 左断端が短く，外転位になりやすいため，車椅子坐位時に左大腿の切断部がフレームにあたり，痛みを生じる原因となることを説明し，家族に注意して観察するよう助言した。
- 立位，体力など身体面について，通所介護，入浴介助の状況を家族から聞き取り，本人の不安の訴えに対しては，その都度説明を行うよう配慮した。
- 家族への依存が強い状況だったので家族の話を聞き，体調変化に応じて利用するサービスを提案するよう配慮した。

4 経過・転換時期，目標の見直しのポイント（図1）

1）開始～12カ月

　車椅子フレームに左断端部があたり痛み，しばらく治まっていた左大腿切断部の痙攣が夜間に時々あり，服薬で治まるものの，翌日は力が入りにくくなり介助量が増えることがあると家族から報告がある。左腰部から切断部にかけての筋緊張の影響も考えられたため，側臥位での腰部から臀筋のストレッチ，骨盤周囲の回旋運動を加え，立位保持に向けては右下肢筋力強化と，股関節可動域運動を中心に行う。夜間の切断部痙攣については保温を心がけ，股関節前面のストレッチを助言し，軽減している。

　療法開始から3カ月目，家族へ依存することが多いため，家族は外出も落ち着いてできなかったが，思いがけず，本人から家族へ「渋谷でも行ったら」との発言があり，周囲は驚いた。それから，家族は外出が数時間できるようになった。クリニック主催の旅行を誘うとトイレの不安を強く訴えていたが，参加することになった。旅行中，本人の不安だったトイレについては大きな混乱なく，車中では，車窓から外を眺め落ち着いており，楽しめた様子だった。

氏名　　　様（88歳）　カンファレンス日：2014年 8月　　　　　　　　訪問頻度：週1回
訪問開始日：2011年 8月

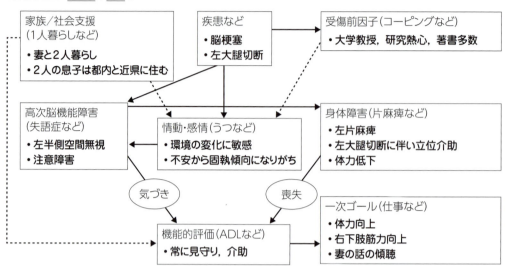

目　標	評価・経過	変更点・方向性
・体力向上（低下予防） ・心理的な安定 ・家族への傾聴	・8月8日，心不全のため2週間入院。入院中は混乱もあり落ち着かない状態が続いていたとのこと。また，入院時におむつを使ったことから，退院後もおむつを使う生活になり，これまでトイレで排泄し立位をとる機会があったが，立位などの回数が減少している。それに伴い移乗介助，入浴介助など介助負担が増えることが懸念される	・退院後の体力低下の改善と心理面のサポート

2015年5月

目　標	評価・経過	変更点・方向性
・坐位の安定 ・移乗介助量軽減 ・家族への助言と傾聴 （2015年1月脳梗塞再発）	・再発後4カ月経過。当初著明だったPusher症状は体調に影響されるものの軽減しており家族介助で車椅子への移乗も可能となっている ・車椅子坐位は3～4時間程度可能。左半側への注意低下は残存し介助を要している。視線も右側が優位となり声かけの反応も不十分。家族への依存は強調されている。全体介助量は軽減しており，週1回の頻度へ変更し経過フォロー	・訪問頻度変更 ・サービス：訪問入浴週2回，清拭週2回 ・訪問看護週1回

2017年9月（開始72カ月後）

目　標	評価・経過	変更点・方向性
・坐位，体力維持 ・家族の話の傾聴	・状態は安定し起居動作介助は日差変動があるが介助量は軽減している。排泄については以前より固執傾向があったがトイレでの排泄も可能になり，車椅子坐位時間も延長しているが，左半側空間無視の影響は残存し，食事，坐位場面など著明である。妻への依存度は強くなり妻は外出時間も調整が必要な状況である	・入浴：すべて訪問入浴に変更 ・状態は安定しているが，家族の負担変わらず

図1 カンファレンスと経過

療法開始から5カ月目，教え子の書籍出版にあたり序文執筆を依頼され，400字の原稿を3日で仕上げる。通所介護は休みがちで，時間が長く疲れると「やめたい」と発言することが多くなったため，長時間通所の利用を終了し，3時間通所を週1回利用するのみとなる。しかし，家族の介助の負担が大きく，本人も「身体を動かしてほしい」「話を聞いてほしい」と希望していることから，短時間通所介護を紹介し，利用できる施設を見学する。理学療法士も数回同行し，注意点など情報提供を行い，初めは利用に意欲的だったが，数カ月後，本人が「思ったようなことができない」と話し，利用中止となる。その後は新たな通所施設の紹介は行わず，現状で経過をみていくこととなった。

2) 13～36カ月

　生活リズムに変化はなく経過していたが，排泄時に左大腿切断部が便座にあたり，痛みを訴えることが多くなっていると家族より話がある。以前より同様の訴えがあり，便座にクッション材を置く，ソフト便座の使用など試したが大きな効果はなかった。切断部が外側に引っ張られる傾向が強くなったこと，筋萎縮による弾性の低下などが原因と思われる。着座時に左切断部を前方にずらす，以前使用したクッションを再度使用するなどの試みも大きな効果はなく，訴えに浮動性があったため，これまで行った方法を繰り返すこととした。

　夜間や早朝に起き，「お腹が張っている」などの訴えが続いたため，日中に身体を動かす機会として水泳を勧め，体験する。泳いだ日は「よく眠れた」と話し，数回利用したが，若い頃は「玄界灘のカッパ」と言われるほど泳ぎが得意だった本人にとって，思うように泳げない現実に落ち込み，続けて利用するには至らなかった。

　水墨画教室（図2）も休みがちになり，家族からは「話が聞きとりにくくなった。立位保持の時間が短くなった」などの話がある。食事量などは変わらないものの，排便へのこだわりが強く，トイレへ行く回数が増えている。早朝に起きる生活リズムとなり，妻の負担が増す。ヘルパーとの入浴も，立位介助量が増えているとの報告がある。理学療法では，本人の体調に合わせて，左肩甲骨周囲～腰背部ストレッチ，左側関節運動，坐位練習を継続し，リビングまで車椅子で移動し本人と家族の話を聞く時間もとるようにした。脱水症状があり，訪問看護利用。

3) 37～45カ月

　療法開始から37カ月目，心不全のため1週間入院。退院後は立位耐久力が低

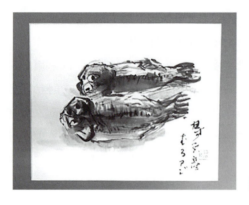
図2 90歳のときの水墨画

下し，入浴は2人介助で対応することとなる。体重は減少し，トイレ，ベッドからの立ち上がりの際の介助量も増えている。全体に体力低下を認め，理学療法士訪問時に眠っていることが増える。

　理学療法は，1週間の状態を聞きとり，切断部から背部のストレッチとマッサージのあと，坐位，立位練習を行い，療法開始41カ月（心不全入院から4カ月）には体力も入院前程度に戻る。

　入浴もヘルパー1人の介助で可能となったことから，訪問看護師の継続利用について家族より相談がある。体調変動の有無に影響されるが，看護師と相談するよう助言する。この頃より，排便後「すっきりしない。出ていない」と何回もトイレに行くようになる。

　左大腿部の痙攣は数カ月に1回程度あり，夜間に起きることもあるが，翌朝には落ち着いている。家族からは「水墨画に通っているが絵が描けなくなってきている」「ヘルパー1人では入浴介助の負担が大きくなっている」などの話があり，理学療法士訪問中も体調についての訴えや，眠っていることが増えている。

4) 46〜48カ月

　療法開始46カ月後，脳梗塞が再発するが，入院せずに自宅で療養することを選択する。内科医と看護師が，それぞれ週1回訪問を開始し，訪問理学療法は当面1カ月をめどに週2〜3回対応に変更。

　起居動作，車椅子移乗動作の練習を行う。麻痺の症状など大きな変化はなかったが，当初は左半側空間無視，左への注意低下が著明で，臥床時も顔は右側を向き，坐位では左への重心移動ができず，右側に力を入れて左のほうへ押してしまう症状（Pusher症状*）が著しく，正面を向いて座ることができず介助が必要だった。理学療法では坐位時，正面に家族に立ってもらい，家族のほうを見るよう

重心移動を介助し，坐位の安定を図った．

　こうした状態のため，車椅子への移乗時も身体が突っ張るなど介助負担は大きかった．看護師，ヘルパーの訪問に合わせて車椅子へ移乗し坐位時間の延長を図ること，家族介助で車椅子へ移乗することを目標とする．ベッドサイドに腰かけて座ることが見守りで可能になるまで，当初週2回の対応期間を1カ月程度としたが，結果として3.5カ月後に家族による車椅子への移乗，シャワー浴が可能となり，訪問療法は週1回対応に戻す．排泄へのこだわりは変わらず，トイレへ行く回数も多い．

5) 49〜67カ月

　脳梗塞再発後4カ月，車椅子への移乗は家族介助でできるようになったが，心不全再発後は体力の回復が不十分で，日中は食事を中心に1〜2時間程度車椅子で過ごす以外はベッドで休む生活リズムとなる．特に排便の訴えは頻回で，家族の介助負担が大きいため，ベッドでの排泄を本人もやむなく承諾する．看護師の介助も併用することで，家族の負担軽減を図った．息子の訪問もあったが，本人は「話相手にならない」と妻がそばにいることを希望した．「お母さんがいなくっちゃ，何もできない」と話す．

　本人は入浴を楽しみにしていたことから，ヘルパーによる入浴介助（週2回）の継続を希望したが，ヘルパーから立位介助量が増え負担が大きいという報告があったと家族から相談があり，訪問入浴の利用に切り替えることを提案する．

　療法開始から65カ月頃には，理学療法士訪問時も眠っていることが多く，体力への負担などを考慮して練習を進めていたが，訪問時にできることも少なくなり，訪問療法の継続について家族に気持ちを聞いた．家族は「話を聞いてもらいたい．1人で考えていると不安もある」と継続を希望したことから，理学療法士は，左側の関節運動，家族に対する傾聴を行った．

　療法開始から66カ月目に入り，1日のほとんどをベッドで過ごすようになり，訪問看護を週2回対応とする．1月末には食事が口の中に残ることも多くなり，水分も摂れなくなった．家族は「見守りと言うが，このまま亡くなるのを待っているようで辛い」と話す．訪問時には，家族とそれまでの印象深い出来事を話す時間もあった．2月（療法開始67カ月）に老衰のため永眠．

＊：すべての姿勢で非麻痺側に力を入れて麻痺側に強く押し，姿勢を正中位に戻そうとすると強く抵抗する症状．半側空間無視を伴う急性期の脳血管疾患において重度の感覚障害を伴う場合に，より症状が著明となる．

5 まとめ

1) 訪問療法

　本事例では，退院後数年後から本人の希望が明確となり，その実現のため本人の意欲も高まり，主体的な活動に結びついた。後半は，加齢，心不全，脳梗塞再発などによる不安，動作の不安定さが影響して介護量も増え，身体面の変化と家族の相談にその都度対応しながら，終末まで関わることとなった。理学療法士は，当初より，加齢による状態の変化に対して，介助量が増えないことを目標に，介護状況を聞き，関節運動，起居動作練習を繰り返し行い，トイレ動作については，状態を確認し利用サービスや身体の状態について家族と相談しながら進めた。

　また，心不全，脳梗塞再発時には，身体機能の改善を図ることを目標に，訪問頻度を増やし対応している。最終的には，関節運動や姿勢調整を行うにとどまったが，家族の話を傾聴し，安心できる時間を共有する役目もあったように思う。

　高齢で障害が重複する場合，本人の状態変化に伴う家族の介護負担や心理面に配慮し，理学療法士は，何かできることはないか，何かをしなければならないと自身の主体性を模索するが，できることは限られる中で，目標など新たに展開することにこだわらず，本人・家族がどのような生活を望んでいるかを考えながらかかわることの大切さを学んだ例である。

　訪問療法開始時は，心理的にも落ち着いており，時には車椅子で外出もできるようになっていたが，家族を頼る場面が多く，家族はそれに実に細やかに接している様子が印象的であった。長年の介護で徐々に疲弊感が強くなり，ショートステイなどを利用しながら在宅生活を続ける例も多いが，本事例では，家族と離れての入所は，数日でも本人の不安を助長し，さらに介護負担が大きくなることが予測できたことから，ショートステイは利用しなかった。入院も，不安や混乱が強くなることが予想されるため，最小限とした。

　このような家族の対応に，理学療法士は，本人の意向に添いながら進めることの重要さを学んだ。本人・家族から相談されることも多くなり，そうしたことから信頼関係が培われていくと学ぶこともできたが，最終段階では，家族が心の準備をしている様子に，どのようにすればよいか訪問時に悩むこともあった。

2) 家族の介護記

家族会に向けて執筆を依頼した介護記を以下に紹介する。

「家族の12年の介護記」

　私は現在75歳。年末には76歳になります。私が63歳から74歳まで，足掛け12年間夫の介護に明け暮れました。

　これほどまでに2人が濃密な時間をもてたことは，長い人生で一度もありませんでした。それまでは，時にはすれ違い，時にはお互いプイッと横を向いて口を利かないこともありましたが，夫が脳梗塞で倒れた瞬間から，90歳で老衰で亡くなるまで，ほとんど一心同体と言っても過言でないくらい，四六時中一緒にいました。それは滑稽なくらい，夫は私を側において解放してくれませんでした。介護が長期戦になることは最初から覚悟はしておりましたが，まさか足掛け12年になろうとは思ってもみませんでした。今から考えますと，それほど長かったという印象はありません。そのときそのときを全力でやってきたという自負がありますから。

　私には最初から心がけたことがあります。それは，あとで後悔するような介護はしないということでした。と言うのは，私は12歳のとき，母を胃がんで亡くしたあと，非常に後悔した経験があるからです。毎日見舞いに行って，もっと母の側にいてあげればよかったと気がついたときは，もうあとの祭りでした。母と主人とでは事情が違いますが，絶対に後悔するような介護だけはしまいと心に誓っていたのです。にもかかわらず，日々の介護の中では，小さな自己嫌悪の連続でした。朝起きたときから夜眠るまで介護の真っ只中におりますと，そんなきれいごとを思い出す余裕なんかありません。脳梗塞で倒れて1〜2年間は，夫が精神疾患を患い，私への暴言や，私へのあらぬ疑いを起こしたりして，病気だとわかっていても，もう面倒をみきれない，いっそのこと"施設へ"という言葉が脳裏をよぎったことも正直何度かありました。

　そんな時期を乗り越えたあとでも，時には夜中の夫の声に聞こえない振りをしたり，車椅子を突き放すように押してしまったり，「だから今言ったでしょう」と少々声を荒げてしまったり，そして，あとで非常に自己嫌悪にかられて優しくしたり，の繰り返しでした。

　このように，日常生活の些細な後悔はたくさんありますが，夫の熱望でもあった「最期まで在宅」を貫き通せたことは，大変良かったと思っております。それまでの互いの人生にいろいろなことがあっただけに，食べ物を口に入れ

てあげることから始まり，ベッドの上で排泄の始末までして，最期は老衰で看取った，私と夫，2人だけの12年の生活は，時が経てば経つほどかけがえのない，私の珠玉の時間だったとさえ思えてくるのです。（2017年9月）

4章 事例紹介

7 脳外傷による四肢麻痺で23年経過した事例

中島鈴美

1 対象者の概要

- 対象者：70代，男性，要介護4。
- 診断名：脳外傷後四肢麻痺（左＜右）。
- 経過：1994年3月硬膜下血腫で血腫除去術。1995年7月退院。入院先の病院に3年通院後，Aクリニックに通院。2000年から障害者通所施設を利用。
- 家族構成：妻と2人暮らし。娘家族が近所に住む。
- 生活歴：大学を卒業後，会社勤務。趣味は多彩で友人との交流も多かった。
- 訪問療法開始までの関わり：Aクリニック通院時に担当。当時は普通型車椅子を使用していたが，数年後に電動車椅子の操作が可能になる。クリニックで開催した写真展で，「写真展ディレクター」と自ら称し，クリニックスタッフから幹事を依頼され，写真撮影のためにヘルパーと一緒に外出するようになる。その後直接関わることはなく経過したが，ケアマネジャーから坐位姿勢の傾きが目立ってきたと相談があり，2011年6月，受傷後17年経過で当クリニック訪問理学療法開始となる。

2 初回評価と当初の目標・ポイント

1) 全体像

室内外とも電動車椅子で移動。右肘，手指は屈曲位で，操作は左手で可能。ヘルパーと月数回外出し，好きな写真撮影を楽しんでいる。

2) 初回評価

- 運動麻痺：右上下肢BRS Ⅱ，左上下肢BRS Ⅳ。左側はぎこちなさはあるが手指，足を動かすことは可能。
- MMT：左側2〜3（臀筋2，下肢3）。

- ROM：両肩関節，右肘関節，両股関節，足関節に中度の制限。
- 筋緊張：右上肢は屈筋群，下肢は伸筋群に亢進。特に動作時に緊張が強くなり，右足は立ち上がるとき伸びて突っ張り，滑りそうになる。
- 姿勢：坐位，臥位ともに身体が右に傾く。特に坐位では右への傾きが大きく，食事の際も傾いた状態となる。
- 起居動作：起き上がりはベッドのギャッチアップ後介助，坐位はつかまって保持可，しだいに右に傾く。立ち上がりは左手で手すりを使い可能。立位保持は，手すりにつかまり前かがみで20秒程度。手すりを使い，車椅子やトイレへの移乗は可能。
- 移動：電動車椅子を使用し，4～6時間の外出が可能。
- ADL：食べ物は食べやすく切るなどの必要がある（左手使用）。排泄は左手で手すりをもって立ち上がり，その後，頭を壁につけて前傾姿勢で身体を支え，左手でズボンの上げ下げを行い，なんとか1人で可能。入浴はヘルパーが介助し，浴槽への出入りも可能。BI 40点。
- 住環境：3階に居室，寝室。エレベーターあり。室内はバリアフリー。
- その他：通所介護を週2回利用。

3) 目標

- 本人の希望：今までと同じように外出の機会を持ち，趣味も続けたい。体力を維持したい。
- 理学療法士の目標：車椅子坐位時に姿勢が右に大きく崩れ，食事の際も傾いた姿勢となることから，まず坐位姿勢の改善を図ることに加えて，受傷後長期の経過により徐々に右側の筋緊張が高くなり介助量も増えていることから，左下肢，体幹の強化を図り移乗動作能力の維持を図ることで，外出や趣味活動の継続ができることを目標とした。

3　理学療法の内容・ポイント

- 坐位姿勢の改善については，起居動作の中で体幹，左下肢への荷重，坐位時の重心移動を行う。具体的には，ベッドのギャッチアップ機能を使って起き上がっていたが，①ギャッチアップの角度を下げ，寝返り～起き上がりで腹部を使うように介助しながら行う。
②坐位練習では，左右へ重心移動を行う際に，重心がかかった側の身体を伸び

上げるように介助しながら重心移動を行い，その後，体幹回旋運動を行う。
- 車椅子移乗動作については，立ち上がり，立位保持練習を取り入れたが，自主練習に取り入れることが可能かどうかを評価しながら行った。
  ①車椅子坐位時間が長いことから，股関節伸展方向に制限があり，関節運動は股関節運動を丁寧に行う。
  ②ベッド，車椅子からの立ち上がりは，自主練習にも取り入れることを念頭に，脱衣室にある手すりを使って行う。

4 経過・転換時期，目標の見直しのポイント（図1，2）

1) 開始～8カ月

坐位時の姿勢の崩れを改善する目的で訪問理学療法を開始。初回評価により，起居動作，立ち上がりなどで体幹の強化を行うこと，自主練習でできる運動を提案した。体幹強化については，理学療法士が右足を支え臥位でのブリッジ，腹筋運動は，お腹に手を当て頭を持ち上げるなど，収縮の程度はわずかだが，力が入っていることを自覚してもらうことを意識して進めた。

受傷後長年の経過で廃用性筋力低下もあり，自主練習については，急激な運動は負担が大きいと考え，運動習慣もなかったことから，「このくらいならできる。やってみよう」と回数を提示した。理学療法士と一緒に行う立ち上がりを5回，立った時に30数えて保持する練習を行い，自主練習としてどのくらいならできるか，回数は本人に決めてもらったところ，本人は立ち上がりを3回，立位保持は20数えると設定した。

訪問開始1カ月後には，「座っている姿勢を注意されることが少なくなった」，家族からも「前に比べ身体の傾きが小さくなった」など改善傾向に関する発言があった。また，立ち上がり時に右足に体重をかけられるようになり，足の踏み替えがスムーズになった。

3カ月で坐位時の傾きは改善し，自主練習として立ち上がり～立位保持の練習など身体を動かす習慣もできたことから，訪問頻度を週1回から月2回に変更し，経過をみることとした。

2) 9～57カ月

坐位姿勢は安定し，身体の傾きも改善したが，立ち上がり時や車椅子坐位時に右下肢筋緊張が強まり，足がすべるなどの症状があり，引き続き右足への荷重を

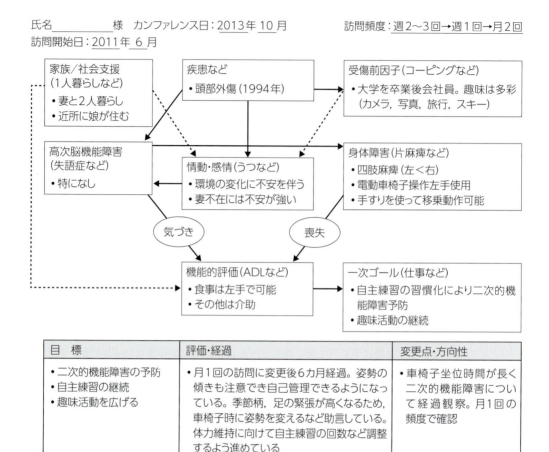

図1 カンファレンスと経過

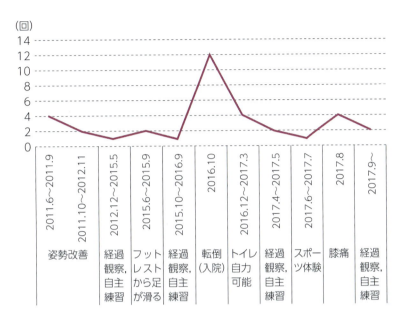

図2 月訪問回数と経過

意識し，立ちあがり練習を行った．それまで右股関節への荷重が少なかったこともあり，股関節痛を生じたため，動作時の理学療法士の介助の度合いを増やし，回数も調整した．

1カ月ほど痛みの度合いをみながら進めたが，本人は「また痛くなるかもしれない」と思い，自主練習は初期の頃の回数を行っていた．理学療法士訪問時は痛みの度合いをみながら，ベッドの高さを数cm低くして行うなど負荷をかけ経過をみることとした．自主練習は自分でできる範囲で増やすよう本人に任せることにした．

状態も安定してきたことから，訪問頻度を月2回から1回の経過フォロー訪問に変更したが，車椅子坐位時に右足が前にすべることが多くなり，状態の評価と自主練習の見直しを行った．洗面所での立位姿勢を確認すると，股関節が以前と比べ伸びにくくなっていた．日常的にできることとして，股関節の柔軟性を改善するため，ベッドに腰かけた状態での前かがみを追加する．訪問頻度を月2回に戻し，車椅子クッションなど用具も変更し，写真撮影など長時間の外出で坐位をとるような場合は，時々身体を前に曲げるなど姿勢を変えるよう助言した．

趣味の写真撮影で，電車を利用しヘルパーと4〜5時間の外出を楽しむことは続けている．

3）58〜76カ月

　車椅子転倒による入院。退院時の状態は，車椅子への移乗は全介助，排泄はおむつ使用，退院後の食事は嚥下に注意し通常食だが量は減少。入浴はヘルパー2人の介助でシャワー浴，車椅子坐位は3時間程度，1人になることに不安があり，妻は30分程度外出するにとどまり，入院による廃用症状が著明で，生活上ほぼ全介助となる。医師の訪問診療後，訪問理学療法は，退院5日後から週2〜3回訪問した。

　当面の目標を，①車椅子坐位時間の延長，②立ち上がり，ベッド，トイレ移乗の介助量軽減，③通所，外出の再開とした。練習内容は，①ベッド上での左下肢屈伸介助運動，ブリッジによる筋力強化，②坐位練習，③立ち上がりから立位保持（20カウントから開始），④ベッドから車椅子への移乗練習を行った。

　坐位は重心の位置が定まらず，後方へ倒れやすく，立位はつかまれば可能だが保持時間は20秒程度で，体幹，下肢筋力低下の影響が強い。通所サービスの利用再開には6時間程度の坐位の保持が必要なことから，退院時3時間だった坐位時間を，まずは4時間に延長することを提案し開始した。

　自宅でも家族と立位練習を行い，車椅子からベッドへの移乗は，足の踏み替えに注意は必要だが中〜軽介助で行えるようになり，ヘルパーとの写真撮影は，近所の3時間程度の外出から再開した。1カ月後，通所サービス利用を週1回から再開。初回は室内プログラムで休息の時間もとるよう配慮した。この頃には，1人介助でシャワー浴ができるようになっている。手すりにつかまっての立位時間は延びたが，トイレ動作は介助が必要だった。入院前までは頭を壁につけて身体を支え，左手でズボンを上げ下げする動作を1人で行っていたが，左手を手すりから離して立っていることが難しく，転倒の不安もあることから，妻が介助していた。トイレ動作を評価し，練習後にどうしてこんな思いをしなければならないのか，といらだつ気持ちの表れだったのか，「もう，こんな人生嫌なんだよ」という発言があった。トイレでの一連の動作がなんとか1人でできるようになるまでに3.5カ月を要した。

　通所介護再開に合わせて訪問頻度を週1回に変更し，退院5カ月後，外出などを含め，ほぼ転倒前の状態に戻る。

　生活リズムは通所介護，ヘルパーとの外出，訪問介護による入浴と安定していた。今後家族の不在時を考え，1人で近所のコンビニに出かけ買い物ができるか評価を行った。問題なく可能だったが，日常的に1人で近所に外出するには至っていない。また，交流の広がりを考え，区内で始まったスポーツ体験教室を紹

介する。本人は「できないことにいらいらするのではないか」と心配していたが，初回にボッチャと卓球を体験し思いがけずできたこと，参加者の写真を撮ることもできたことから，月2回参加することになる。その後，自ら立位練習を100カウント行うようになり，「自分からやらなければ」という発言も聞かれ，家族も練習を続けていることを認めている。自主練習が習慣化したので訪問頻度を月2回から1回に変更。

転倒入院から7カ月（73カ月）目，ベッドに移乗する際，左膝を手すりにぶつけるような姿勢になったことで膝に痛みが生じ，移乗介助量が増えたため，1カ月間週1回の頻度で訪問する。以前，車椅子で転倒したことで移乗時の足の踏み替えに不安があり，理学療法士と行う運動の回数を本人に選択してもらうと5回と少なくなっていた。運動量減少に伴い，動作の負担が大きくなることを説明すると，次の訪問時には数回だが回数を増やすようになっていた。

自主練習として，①立位保持，②ベッドに腰かけ坐位保持，③腰かけた状態で左膝伸ばしを提示し，1カ月後には膝の痛みも消失し介助量も元に戻ったので，月2回の訪問に変更した。その際，立ち上がり練習を3回行うよう提案したが，本人が自ら回数を増やし，次回は「7回やっています」と，理学療法士も驚く回答があった。このあと，訪問ごとに自ら回数を増やし25回できるようになり，「このままでは妻が大変」と自主練習にも前向きになった。理学療法士は，自主練習が定着したことを認めたうえで，膝への負担を説明し，運動の回数は現状で続けるよう助言した。その後も自主練習を継続し，内容は6種類になった。訪問頻度の月1回への変更を提案すると，ケアマネジャー訪問の際，自ら「月1回に変更して2カ月試すことになった」と報告している。月1回で経過をみることとした。

5 現在の生活の様子

BI 50点，車椅子への移乗，トイレでの排泄は見守りで自力。入浴はヘルパー1人介助で浴槽の出入りも可能。外出は写真撮影とスポーツ体験教室（5〜6時間可能）。

6 まとめ

1）開始時：二次的機能障害と身体評価

受傷後17年経過し，坐位姿勢の改善をめざして理学療法を開始した。

長年の経過による身体の変化に伴う重度の二次的機能障害への対応も必要であった。例えば，筋緊張が強く長時間車椅子に座っている場合，股関節を曲げる姿勢となり，伸展制限をきたし，それにより立位時は身体が伸びず前かがみになる。左右の筋緊張に差があり，随意性が高く，麻痺の軽い側を中心にした動作が続くと，身体の使い方の偏りや姿勢の傾きが生じやすい，などである。

また，立位をとるのはベッド，トイレへの移乗時に限られることから，下肢を中心に廃用性筋力低下をきたし，しだいに介助量が多くなる。電動車椅子で外出するなど活動性は高く，移乗動作や排泄など1人でできていたことから，全体として「麻痺は重度だが，移乗動作などできている」と周囲はみていたのではないかと考える。身体の変化に伴う二次的機能障害について評価，助言する機会が必要と考え，頻度を調整しながら長期にわたり経過観察し，対応する必要がある。

2) 頻度の調整

重度の障害がある場合，1人で注意して動作を行うことや家族に身体機能面でのケアを委ねることも難しく，当初の目標の坐位姿勢が改善したあと，それまで行っている動作の安定性を維持するため，訪問理学療法を継続していくことが必要である。療法士の関わりが必要な内容と，本人に注意喚起し自己管理，自主練習として行う内容の評価が重要である。それを明確にしたうえで，訪問頻度の調整を図ることになる。

本事例を振り返ると，転倒などアクシデントにより身体能力に影響が生じた場合は，訪問の頻度を高めて集中的に関わり，状態の安定と自主練習の定着により頻度を調整している。痛みに対する本人の恐怖感は大きいため，その体験によって運動に消極的にならないよう注意が必要である。痛みを生じないという自信を持って行える回数を，本人が相談できるようになるまで時間がかかるという認識が必要である。そのきっかけがうまくつかめると，その後は自主的に取り組むことにつながる。

本事例のように長期の関わりが必要となる場合，訪問頻度を変えずに継続しがちである。しかし，状態の安定や自主練習の定着に応じて頻度を調整することで，本人の療法士への依存からの転換，「自分でも行う」「できる運動がある」という認識につながり，療法士の関わり方も明確となる。

3) 自主練習

運動麻痺が重度で車椅子中心の生活の場合，ベッド上で行う自主練習は，ベッ

ドに横になることも家族の介助が必要なことがあり，家族にも負担がかかり定着しにくい。また，1人で行う運動は運動麻痺や筋力低下の影響により，目的とした動作や運動が別の動作，別の筋肉で補う運動になりやすい。このような場合，介助を受けずに安定してできる運動をどの姿勢で行うか考えることが重要である。

　本事例においても車椅子に座った状態からの立ち上がり，立位保持やベッドに腰かけてできる運動を提示し，運動と回数について本人が決めるように進めた。理学療法士とは15～20回行い，自主練習として本人が選択した回数が5回であっても，その回数を受け止め，訪問時に「今日はどの運動から始めますか」「この1週間行った運動で気になる運動はありますか」「自主練習は何回を目標にしますか」と本人に聞き，運動について習慣化できているかの指標としている。運動の種類や回数は療法士が設定することがほとんどだが，本人へ任せて自分で決めることも主体性へつながる一因となる。

4) 新たな環境での体験（図3）

　障害のある生活が長期になると，人との交流や生活パターンも安定し，慣れた環境の中で続けるということが多くなる。精神的に安定した状態を保つことは重要ではあるが，違う環境の中で可能性を探るという体験が，新たな能力に気づくためには必要である。本事例の場合，障害のある人達の中でスポーツを楽しむ体験をしたことも有意義だった。趣味の写真を撮り，参加者に配るという役割も見出している。

　受傷または発症後長期に経過した人に徐々に出現してくる二次的機能障害への関わり方と，新たな環境に挑戦することが交流の広がりをもたらすことを学んだ事例であった。

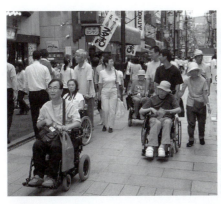 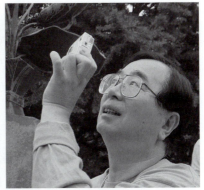

図3 新たな環境での体験（趣味の写真撮影）

4章 事例紹介

2回の大腿骨頸部骨折後，在宅生活を継続できた事例

大島　豊

1　対象者の概要

- 対象者：90代，女性，要介護3。
- 診断名：右大腿骨頸部骨折（右大腿骨人工骨頭置換術）。
- 経過：2011年12月上旬，自宅で転倒受傷し，救急搬送され入院。4日後に右大腿骨人工骨頭置換術を施行。術後2日で歩行練習を開始。2012年1月中旬に自宅退院。退院時の歩行状態はT字杖を使用して屋内見守りだった。退院6日後より当クリニック訪問理学療法開始。
- 既往歴：80歳から高血圧，不整脈，骨粗鬆症にて内科かかりつけ医に月1回受診。
- 家族構成：マンションにて独居。同じマンションに娘家族が住んでいる。
- 生活歴：専業主婦。手芸が好きで編み物が得意。近医やスーパーまでは1人で歩いて出かけていたが，2011年夏以降は外出頻度が減っていた。もともとは調理などを行っていたが，退院後は娘が調理，掃除，洗濯など家事全般を行う。

2　初回評価と当初の目標・ポイント

1) 全体像

笑顔が多く，朗らかで優しい印象。真面目でコツコツ取り組む性格。屋内移動はT字杖を使用して1人で行っているが，屋外にはまだ出ていない。日中は1人で過ごしているが，娘が家事全般を手伝っている。

2) 初回評価

- 痛み：右股関節安静時，運動時，荷重時は痛みなし。
- ROM：右股関節屈曲100度，外転20度。
- MMT（右/左）：股関節屈曲4/4$^+$，外転4/4$^+$，伸展4/4$^+$。

- 起居動作：起き上がり可能。坐位保持可能。立ち上がりは手すりにて可能。
- 移動：屋内はT字杖にて可能。軽度のふらつきあり。屋外には移動していない。車椅子をレンタル。
- ADL：入浴は通所介護で行う予定。トイレ，整容，更衣は可能。

3) 目標

- 本人の希望：家の中の歩行が安定する。
- 理学療法士との目標：屋内移動が安定し，1人で安全に過ごすことができる。本人は屋内歩行の安定を目標に挙げたが，高齢であるが痛みはなく比較的筋力が保たれていることから，理学療法士が屋外歩行までめざせると判断し，近医まで家族と一緒に杖歩行で通院することを目標にした。

3 理学療法の内容・ポイント（図1）

- 筋力強化練習は，中臀筋，大臀筋を中心に股関節周囲筋や体幹筋を強化する。また，立位練習でのバランス能力向上を図り，歩行状態を安定させる。90代と高齢であったが痛みがなく，比較的筋力も保たれていることもあり，理学療法士による抵抗運動を10回程度行った。運動後の痛みの出現がないことを確認しながら進め，立位で右下肢への荷重を意識して荷重位での運動量を増やしていくことを考えた。
- 屋外歩行練習は，マンションの廊下からエントランスまで行い，屋外道路へと進めていく。近医までの杖歩行の安定を図り，家族とも練習を行えるようにする。練習後は，疲労や痛みを確認しながら徐々に歩行距離を延ばし近医までの歩行をめざしていく。また，階段昇降練習で運動負荷を上げることにより，下肢筋力の強化を図り，歩行の安定化につなげていく。
- 日常の運動として自主練習を定着させ，自己管理を促す。理学療法士と下肢・体幹筋力強化を行う中で，運動方法に関する本人の理解や，回数・負荷に対する疲労感や痛みの状態をみて，自主練習の種類や回数を提示していく。高齢者の場合，疲労感や痛みがその場で出現しなくても，数日後に出現する場合もあり，次回訪問時に聴取する必要がある。初めは運動量が過剰にならないよう注意しながら，段階的に運動量を増やしていく。痛みが出現した場合は無理に行わないよう本人に注意を促した。

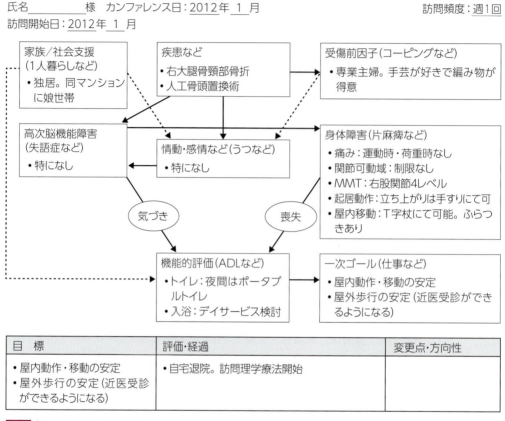

図1 初回カンファレンス

4 経過・転換時期，目標の見直しのポイント

1) 1〜2カ月

受傷後3〜4カ月。訪問頻度は週1回。下肢・体幹の筋力強化練習は，理学療法士による抵抗運動を10回行う。立位練習はスクワット，歩行練習はマンションの廊下からエントランスまでを行う。高齢であったが筋力も保たれていることから，各運動を10回から開始する。痛みの出現もなく，運動の種類を増やしていった。

屋内歩行はT字杖を使用して可能だが，ふらつきがある状態だった。マンションのエントランスまでの歩行も，T字杖使用見守りで可能となる。

自主練習を提案し，日常で行ってもらう。まずは，理学療法士と一緒に行った運動から本人が「これならできそう」と感じる運動を検討し，ブリッジを10回，股関節外転を10回行ってもらう。

退院2カ月後のサービス担当者会議にて，①訪問理学療法時に屋外歩行練習を

して歩行距離の向上を図る，②活動量向上・入浴目的で通所介護を週1回検討する，③ヘルパーとの買い物を週1回導入することを決める．

2) 3〜4カ月

　　受傷後5〜6カ月．立位練習に腿上げ，片脚バランスを追加する．歩行練習は屋外歩行練習を行う．屋内歩行は独歩で安定する．マンション別階の娘宅までの歩行は，T字杖を使用して1人で可能となる．屋外歩行は，近医まで往復300mをT字杖を使用し腋窩介助で行うが，ふらつきがみられる．ヘルパーとの買い物では，スーパーまで車椅子介助で移動して，店内はカートを押して歩行するようになる．

　　自主練習にも立位での腿上げ，スクワットを追加して行ってもらう．運動方法を習得して，1日1セットの頻度での継続もできたことで，自主練習の定着を確認する．通所介護を開始する．

3) 5〜6カ月

　　受傷後7〜8カ月．理学療法士との練習は，屋外歩行や下肢筋力強化のための階段昇降などを中心に行っていく．屋外歩行は，引き続き近医までT字杖を使用し腋窩介助で行うが，ふらつきが減少する．

4) 7〜9カ月

　　受傷後9〜11カ月．マンション内の歩行は独歩で可能，屋外歩行は近医までT字杖を使用して見守りで可能となり，訪問理学療法修了の提案をする．本人・家族と3人で近医までの歩行を確認したのち，本人・家族で行っても安全に行えることを確認し，提案から2カ月後に訪問理学療法修了となる（表1）．

5) 1回目の訪問理学療法修了（図2）

　　療法開始から3〜4カ月は，活動量の向上を図る．また，ヘルパーとの買い物時に店内でカートを押して歩行することを提案し，歩行量を増やすようにした．自主練習に関しては当初から取り組みができ，4カ月後には定着した．

　　屋外歩行練習は，近医への往復を繰り返して安定化を図った．家族との通院時の歩行状態を確認し，安全に行えるようになる．また，歩行が安定することにより，マンション別階の娘宅まで1人で行けるようになり，生活範囲が広がった（9カ月，週1回，全37回）．

表1 自主練習・理学療法の内容

期間	自主練習	理学療法	歩行練習
1～2カ月	○ベッド練習 ブリッジ 股関節外転	○ベッド練習 股関節周囲筋抵抗運動 ブリッジ ◎立位練習 スクワット	○マンション廊下から エントランス
3～4カ月	▶追加 ○立位練習 腿上げ スクワット ＊4カ月後には定着	▶追加 ○立位練習 腿上げ 片脚バランス	○屋外歩行練習 近医までT字杖軽介助
5～6カ月		▶追加 ○階段昇降練習	○歩行・階段昇降が中心
7～9カ月			○屋外歩行練習 近医までT字杖見守り

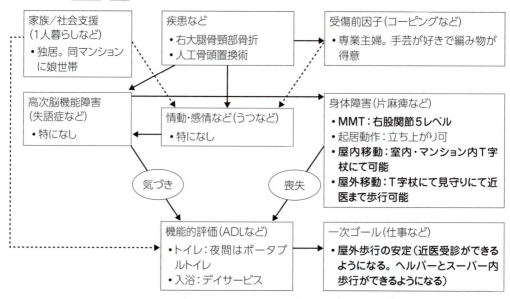

図2 修了前カンファレンス

6) 2回目の大腿骨頸部骨折受傷（図3）

療法修了後11カ月間は，通所介護やヘルパーとの買い物，家族との通院も行えていた。

2013年9月下旬，椅子に座りそこねて転倒し，左大腿骨頸部骨折受傷した。入院5日後，左大腿骨人工骨頭置換術を施行。術後の体調不良があり，術後13日で歩行練習を開始する。退院時はT字杖を使用して屋内見守りだった。12月上旬，自宅退院。3日後に2回目の訪問理学療法を開始。目標は，前回療法修了時の身体・生活状態と同様に，近医まで家族と一緒に杖歩行で通院することを目標にした。

7) 1～2カ月

受傷後2～3カ月。2回目で反対側大腿骨の骨折ということもあり，週2回で

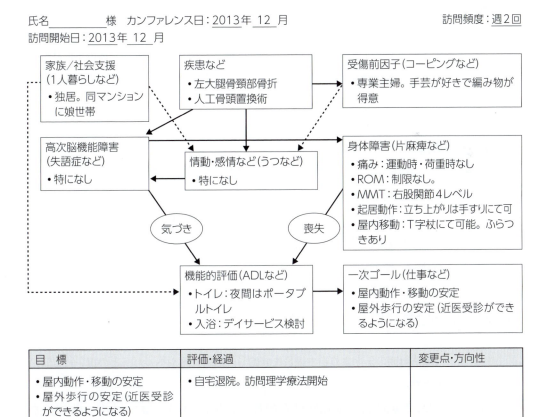

図3 再開時カンファレンス

訪問理学療法を開始する。

　下肢・体幹筋力強化練習は，理学療法士による抵抗運動を10回行う。立位練習はスクワット，腿上げ，片脚バランスを行う。歩行練習はマンション廊下からエントランスまで行い，2カ月目には屋外歩行練習を開始する。翌日の疲労や痛みなどを次回訪問時に確認しながら進めていく。屋内歩行はT字杖を使用して可能だが，ふらつきがある状態だった。マンション内はT字杖を使用して見守りで可能。自主練習は，前回療法時のことを本人も覚えていて，すぐに再開できた。1回目の骨折時に行っていたメニューを基に，ベッド上の練習はブリッジ，股関節外転を各10回，立位練習はスクワット，腿上げを各10回行ってもらう。1日1セットの頻度で継続できたことで，自主練習の定着を確認する。

　退院2週間後から，以前から利用していた通所介護やヘルパーとの買い物を再開する。

8）3〜4カ月

　受傷後4〜5カ月。屋内歩行が安定し，訪問頻度を週2回から1回へ変更する。理学療法士とは下肢筋力強化のため階段昇降の練習を開始する。屋内歩行は独歩で安定。歩行練習は屋外で，近医までT字杖を使用し腋窩介助で行う。自主練習は同じ内容で継続できている。

9）5〜6カ月

　受傷後6〜7カ月。理学療法士とは，屋外歩行や階段昇降の練習を中心に行う。マンション内の歩行は1人で可能となる。近医までの往復はT字杖を使用して見守りで可能となり，本人・家族と3人で近医までの歩行を確認したのち，本人・家族でも安全に行えることを確認し，提案から1カ月後に訪問理学療法修了となる（図4，表2）。

5　修了に向けたプログラム（図5）

　療法再開の早期より自主練習を開始し，通所介護やヘルパーとの買い物も開始できた。

　マンション別階の娘宅まで1人で行けるようになり，近医までの往復を繰り返しながら，屋外歩行の安定化を図っていった。家族との通院時の歩行状態を確認し，安全に行えるようになり，生活範囲が広がった（6カ月，週2回から1回へ，全28回）。

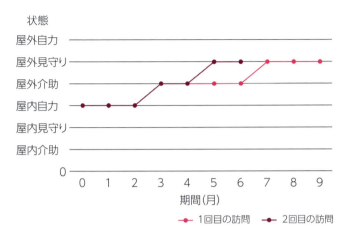

図4 歩行経過

表2 自主練習・理学療法の内容

期間	自主練習	理学療法	歩行練習
1〜2カ月	○ベッド練習 　ブリッジ 　股関節外転 ○立位練習 　腿上げ 　スクワット ＊2カ月後には定着	○ベッド練習 　股関節周囲筋抵抗運動 　ブリッジ ○立位練習 　スクワット 　腿上げ 　片脚バランス	○マンション廊下から 　エントランス ▶追加 ○屋外歩行練習 　100m程度をT字杖軽 　介助
3〜4カ月		▶追加 ○階段昇降練習	○屋外歩行練習 　近医までT字杖軽介助
5〜6カ月			○屋外歩行練習 　近医までT字杖軽介助 　（歩行・階段昇降が中心）

6 修了後の生活の様子

　　　　　修了後，数カ月後に確認する．転倒なく独居生活を継続できている．通所介護のヘルパーとの買い物，家族との通院も行えている．

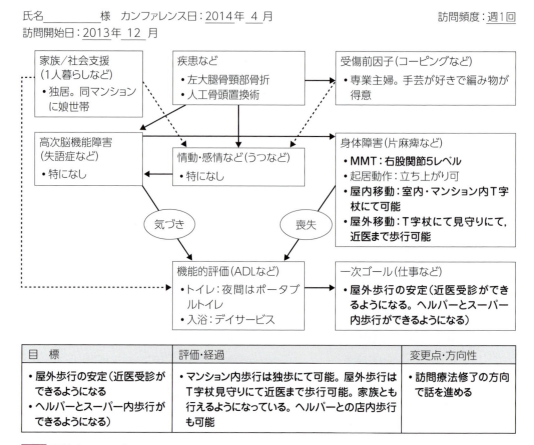

図5 最終カンファレンス

7 まとめ

1) 90代高齢者の生活範囲

　　　90代の高齢者が転倒により大腿骨頸部を骨折すると「寝たきり」になるという話は耳にする。しかし，決して諦めることはなく，骨折前の生活に近づける可能性は大いにあると考える。病院からの退院時に「転ばないように」と注意されすぎてしまうことにより，本人の自主性や行動範囲，生活範囲を制限してしまうことを目にする。本人も臆病になり，危ないから自分から動くことを制限してしまう。しかし，高齢者の場合は，身体機能や動作能力をしっかりと見極めてリスク管理をし，100％転倒しない保証はできないが，本人や家族が合意するならば，生活範囲の拡大を支援していくことも重要だと考える。

2) 予後予測・目標設定

　　90代と高齢であったが，手術後の痛みもなく，下肢筋力も保たれ，屋内歩行可能な状況であった。そこで本事例は屋内移動にとどまらず，近医までの屋外歩行での移動が可能ではないかと予測して目標設定した。予後予測をするうえでは本人の判断力や理解力，受傷前の生活歴などが参考になると考える。頻度は減っていたとはいえ，受傷前は近医までの歩行をしていたという情報をもとに予後予測を考えた。結果的には1回目の骨折時より通所介護やヘルパーとの買い物など外出頻度が増え，生活範囲が広がった。

3) 再骨折による訪問理学療法再開

　　この事例では，訪問理学療法が1回修了になったのち，転倒による再骨折で再開になった。本人・家族だけでなく，理学療法士にとっても1回目の療法の経験が2回目に活かされ，目標設定や修了までの経過を本人・家族・ケアマネジャーとスムーズに共有することができ，骨折前の生活に戻るための道筋が明確になった。

　　2回目の療法で訪問頻度を週2回にしたのは，骨折も2回目ということや短期間での修了を見込んだ対応である。1回目より早く自主練習や理学療法士との練習内容の増加が可能となったことから，屋外歩行の安定化が図れ，修了までの期間が短縮された。

　　通所介護の利用，ヘルパーとの買い物なども退院早期から開始できて，以前の生活リズムにスムーズに戻り，体力向上にもつながっていた。

　　また，本人が自主練習に真面目に取り組むことができたことが筋力向上につながり，左右2回の骨折をしても屋外歩行が可能な状態まで能力向上できたと考える。

4章 事例紹介

9 80代で変形性膝関節症の手術前後の訪問理学療法で復職につながった事例

大島 豊

1 対象者の概要

- 対象者：80代，男性，要支援1。
- 診断名：左変形性膝関節症。
- 経過：2013年1月頃まで屋外歩行は杖なしで可能であった。同年5月より膝関節痛が強くなり，かかりつけ医に手術を勧められる。自宅では段ボールの箱を押しながら中腰で移動するようになる。ケアマネジャーより当クリニックに相談があり，身体機能評価や歩行器導入，まだ手術日は決定していないが，手術前の自主練習などを依頼される。7月より隔週で訪問理学療法開始となる。
- 既往歴：腰部脊柱管狭窄症。
- 家族構成：妻と2人暮らし。
- 職業歴：定年退職後，パートで公園の清掃業務を2013年1月頃まで行っていた。

2 初回評価と当初の目標・ポイント

1) 全体像

小柄な男性である。定年後も仕事をしていて社交的，真面目な印象である。膝の手術に対する恐怖心がみられる。

2) 初回評価

- 痛み：左膝関節変形・腫脹あり。左膝関節痛が運動時，荷重時にみられる。
- ROM：左膝関節屈曲100度，伸展－10度。
- MMT（右/左）：膝関節屈曲3^+/3，伸展3^+/3。股関節屈曲3^+/3^+，外転3^+/3^+。
- 起居動作：起き上がりから立ち上がり可能。床からの立ち上がりは物につかまりながら可能。
- 移動：屋内は段ボールの箱を押しながら歩行している。階段昇降は手すりを使

用し1足1段で可能。屋外はT字杖で月1回の通院時に1km歩行することもあるが，休む回数が非常に多い。
- ADL・IADL：1人で可能。2階に寝室があり布団で寝ている。1階の居間で過ごすことが多い。

3) 目標

- 本人の希望：近所歩行が安定する。休まずに歩けるようになる。
- 理学療法士との目標：手術前の自主練習が定着する。屋内歩行器歩行の安定化を図る。痛みの自己調整ができる。本人は屋外歩行を挙げたが，段ボールを押して歩行している状態から，負担のかからない屋内歩行器歩行の安定化を優先させることを考えた。

3 理学療法の内容・ポイント（図1）

- 手術までの期間は，今までなかった運動習慣をつけるため自主練習を提案し，定着を図る。それにより，術後の自主練習の継続や自己管理の意識を持ってもらう。
- 痛みの状態を確認しながら，膝関節周囲筋だけでなく，股関節周囲筋なども筋力強化を図り，歩行状態を安定する。
- 歩行器を選定し，日常的に使用できるようになる。

4 経過・転換時期，目標の見直しのポイント

1) 1～3カ月

理学療法士は下肢筋力強化練習を抵抗運動で行い，自主練習で行うことができる運動の検討も併せて行っていく。段ボールを押して歩いていたが，歩行器の使用を提案し，屋内での歩行器歩行の練習を行い，前屈姿勢も改善される。

自主練習は膝関節・股関節周囲筋を中心とした運動として，①臥位で膝関節を完全伸展して筋収縮した状態で保持する大腿四頭筋セッティング10秒を5回，②臥位で股関節外転を10回，③椅子に座り膝伸展運動10秒保持を5回，④椅子に座り股関節の屈曲を10回行ってもらう。大腿四頭筋セッティングは関節運動を伴わないので，膝関節痛が強い場合に行ってもらうことが多い。また，大腿四頭筋の筋力強化を考えたとき，膝伸展運動と併せて完全伸展位で働く内側広筋

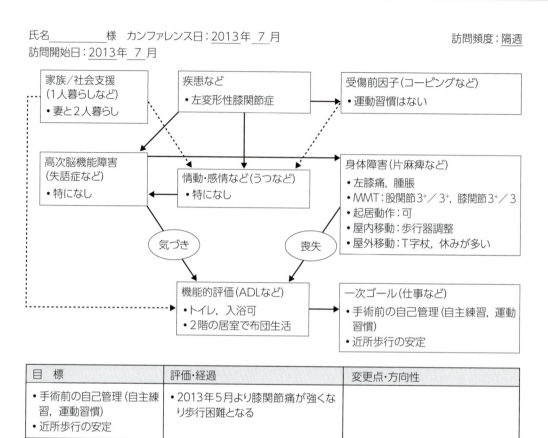

図1 初回カンファレンス

の強化のため重要となる．前屈姿勢もあるため，立位姿勢の修正も行ってもらう．自主練習に関しては，左膝関節痛が増強しない範囲内で行うよう助言する．1日2回，午前・午後に行うことを目標にする．そうして実際に自主練習を行ってもらい，訪問時に運動後の痛みの状態を確認したり，運動方法を修正しながらアドバイスしていく．

　具体的には，ゆっくりしたスピードで運動を行うようアドバイスし，股関節外転の運動方向を修正した．運動習慣がなかったが，本人が真面目に取り組むことができた結果，2カ月目には1日2回の自主練習ができ，運動習慣が定着した．その結果，下肢筋力の強化が図れ，筋力が膝関節屈曲4/4，伸展4/4⁻，股関節屈曲4/4，外転4/4と向上した．筋力が向上し歩行器歩行が安定したことで，手術後もこういう運動をしていくというイメージができ，手術に対する不安感が減った．手術前の訪問理学療法は7回実施した．

4章 事例紹介
9. 80代で変形性膝関節症の手術前後の訪問理学療法で復職につながった事例

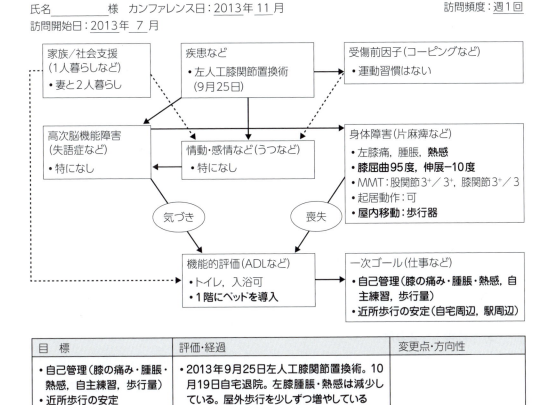

図2 術後カンファレンス

2) 手術・入院(図2)

　　2013年9月下旬，左膝関節人工関節置換術を施行する。病院での理学療法を経て，10月中旬に自宅退院。退院時の歩行状態は，病棟内T字杖見守りで行っていた。11月初旬，訪問理学療法を週1回で再開する。

- 痛み：膝関節可動域の最終域に痛みあり。荷重時痛はなし。
- 熱感・腫脹があり，アイシング対応。
- 関節可動域(ROM)：左膝関節屈曲95度，伸展−10度。
- 筋力(MMT，右/左)：膝関節屈曲 $3^+/3$，伸展 $3^+/3$，股関節屈曲 $3^+/3^+$，外転 $3^+/3^+$。
- 基本動作：起き上がりから立ち上がり可能。
- 移動：屋内移動は歩行器で可能。屋外はまだ行っていない。
- ADL・IADL：1人で可能。2階に寝室があったが，一時的に1階にベッドを導入する。

- ●目標
  - ・本人の希望：近所歩行が安定する。休まずに歩けるようになる。
  - ・理学療法士との目標：左膝関節の痛み・熱感の自己調整ができる。屋内歩行器歩行の安定化を図る。退院時にT字杖見守りであったが，1人で安全に移動するために屋内歩行器歩行を安定させ，T字杖歩行の安定化を図っていこうと考えた。術前に自主練習が定着しているので屋外歩行につなげていけると予測し，屋外歩行の安定化を図り，歩行距離を延ばすことを挙げる。
- ●理学療法の内容・ポイント
  - ・術後の左膝関節の痛み・熱感・腫脹を確認し，アイシングなど自分で対応してもらう。
  - ・痛みの状態を確認しながら，膝関節周囲筋だけでなく，股関節周囲筋などの筋力強化も図り，歩行状態を安定する。屋外歩行練習を行い，歩行距離を延ばす。

3）手術後1〜2カ月

　理学療法士は下肢筋力強化練習を抵抗運動で行い，屋内歩行は歩行器で練習して安定する。屋外歩行練習や階段昇降練習を行う。屋外歩行は，T字杖で自宅周囲約100mの歩行から開始する。下肢筋力は向上し，膝関節屈曲$3^+/3^+$，伸展4/4，股関節屈曲$3^+/4$，外転4/4となる。自主練習は，手術前に行っていたメニューを1日2回で再開する。左膝関節の痛みについては，自分で運動時，運動直後，翌日の痛みを確認してもらい，痛みがあれば中止してもらうように助言する。屋外歩行練習も1日2回行い，訪問時に歩行後の痛みを確認しながら距離を延ばし，約300m行うことができる。また，階段昇降が安定するまで1階にベッドをレンタルする。

　左膝関節には運動時や荷重時の痛みはみられなかったが，腫脹・熱感があったため，運動後に左膝関節を中心に運動後のアイシングを行った。2カ月後には腫脹・熱感は消失，自主練習のメニューに，⑤立位での股関節屈曲，⑥スクワットを追加する。

4）手術後3〜4カ月

　理学療法士は，屋外歩行を中心にこれまでの自主練習の確認を行っていく。下肢筋力は膝関節屈曲4/4，伸展4/4，股関節屈曲$3^+/4$，外転4/4となる。屋外歩行はT字杖歩行練習を行い距離を延ばし，T字杖を使えば駅周辺約1kmまで

可能となる．T字杖歩行が安定し，短距離であれば独歩も可能と判断して練習し，自宅周囲であれば約400ｍの独歩が可能となる．

　ここで，手術前まで行っていた公園清掃の仕事に復帰ができないかと本人が考えはじめる．通勤は，自宅近くのバス停からバスに乗り徒歩300ｍ程にある公園で，通勤可能な歩行能力レベルにあり，仕事の再開を検討する．階段昇降も安定し，床からの立ち上がりもできるようになり，レンタルしていた１階のベッドを返却して，居室を２階に戻す．

　４カ月後には，自主練習は下肢筋力強化と屋外歩行400ｍ程度を１日２回のペースで定着する．本人も自信が出てきて「訪問リハビリが終わっても大丈夫」と言うようになる．訪問頻度を隔週に減らし，仕事に復帰できれば修了にする方向で話を進める．

5) 手術後５カ月

　訪問頻度を週１回から隔週に変更する．この月より週２回，公園清掃の仕事に復帰している．訪問時に実際の通勤の状況や清掃動作，仕事中の立位，歩行の耐久性などを確認していく．腰部の疲労感はあるものの左膝関節の痛みはみられない．清掃作業も，自分のペースで休みを入れながら時間内に行えている様子だった．下肢筋力の強化や屋外歩行の自主練習も継続できていることを確認して，手術後の訪問理学療法は，全16回で修了となる．

5　修了に向けたプログラム（図3）

　術前から自主練習を行い，運動習慣が定着していたこともあり，手術後もスムーズに行うことができた．運動や歩行後の痛み，熱感，腫脹など，左膝関節の自己管理を行ってもらい，手術２カ月後には熱感，腫脹は消失した．屋外歩行練習については，歩行直後や翌日の痛み，熱感，腫脹など左膝関節の状態を確認しながら徐々に歩行距離を延ばしていった．歩行距離が延長することで自信がつき，本人が公園清掃の仕事復帰を考えるようになったことから，具体的な通勤方法や仕事内容を確認して復帰に踏み切った．手術後５カ月目には，清掃業務や通勤を問題なく行えていることを確認して訪問理学療法修了となった．

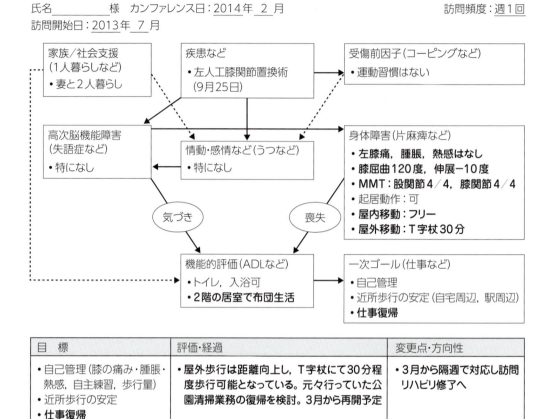

図3 最終カンファレンス

6 修了後の生活の様子

　　　修了の2カ月後に訪問し，生活状況を確認する。週2回の仕事は継続できていて，膝の痛みなども出現していなかった。また，自主練習の継続もできていて，加えて仕事以外の日は町内のラジオ体操に参加するようになっていた。

7 まとめ

1) 手術前から関わることの重要性

　　　手術前から関わることにより，手術後の経過のイメージがつきやすく，スムーズに訪問理学療法の修了へつながったと考える。自主練習に関しても，手術前から筋力が弱い部分を本人と共有し，何のために筋力を鍛えるのか理解してもらう

ことは重要である．膝痛があり，そこに注目しやすいが，前屈姿勢の影響で大腿筋などの股関節周囲筋が低下していること，立位・歩行時にこの筋力が重要になること，股関節周囲筋を鍛え姿勢を修正することが，歩行の安定性につながると説明した．それにより運動の必要性を認識して自主練習が定着し，筋力向上につながったのではないかと考える．

　術後に関しては，手術した膝関節周囲の熱感，腫脹，痛みなどの自己管理もフィードバックしながら運動が定着し，下肢筋力と屋外歩行距離の向上を図ることができた．

　歩行器の選定やベッドの調整に関しても，術前から本人の身体や家屋，生活の状況を確認することにより，術後は一時的にベッドをレンタルして1階に導入することなどをアドバイスでき，退院後もスムーズに自宅生活を再開できた．そして，身体機能向上に伴い，2階の寝室での生活に戻ることができた．

2) 復職へ

　訪問理学療法開始当初は，屋内では段ボールを押して歩行している状態であり，復職までできるとは予測していなかった．歩行距離が延び，訪問理学療法修了に向けて通所系サービスも提案していたが，本人がもともと行っていた公園清掃の仕事復帰を考えるようになる．

　通勤方法や仕事内容を確認し，本人の歩行能力を評価し，手術5カ月後に仕事復帰を果たす．訪問時に通勤や清掃業務が実際に問題なく行えているか確認し，腰部の疲労感を目安にして休憩のとり方のアドバイスなどを行う．活動量増大による疲労や痛みも確認していった．

　運動習慣がなかった本人が，運動の必要性を理解して真面目に自主練習に取り組むことにより，筋力強化が図れ，屋外歩行距離の延長につながり，復職までできる状態になったと考える．仕事復帰という形で社会参加を果たすことができたのは，本人の自信にもなったのではないかと考える．

4章 事例紹介

10 発症後20年経過した パーキンソン病の事例

中島鈴美

1 対象者の概要

- 対象者：70代，女性，要介護1。
- 診断名：パーキンソン病，胸腰椎多発骨折，胸椎圧迫骨折。
- 経過：1997年パーキンソン病と診断される。2010年2月，転倒のため，第2腰椎椎体破裂骨折，胸腰椎多発骨折，椎体形成術施行。2011年5月，胸椎圧迫骨折，経皮的バルーン椎体形成術施行。手術後，体幹コルセット着用。
- 家族構成：夫と2人暮らし。
- 生活歴：大学卒業後渡米し，結婚後帰国。その後は主婦業に専念し，友人との会食，海外旅行などを楽しんでいた。

2 初回評価と当初の目標

1) 全体像

身体は細く，穏やかな印象。体幹コルセット着用のため，起居動作はぎこちないところがあるが，室内は独歩で，外出は夫と一緒に行っている。

2) 初回評価

- パーキンソン病：ホーエン・ヤール重症度Ⅱ～Ⅲ度，生活機能障害2度。
- 筋力（MMT）：下肢4，臀筋・腹筋3（体幹コルセットを着用している影響）。
- 筋緊張：左下肢に軽度の亢進を認めるが，そのほか著明な筋緊張の変化なし。
- 姿勢：パーキンソン病特有の姿勢異常は認めないものの，頸部が右側に傾きやすい。
- 起居動作：体幹コルセットで固定されているため，つかまるものが必要。
- 歩行：パーキンソン病発症当時は，突進，小刻み歩行があったが，訪問療法開始時は緩和しており，生活上目立った症状はなく，体調に合わせて夫と近所を

- 30〜60分程度散歩している。
- ADL：食事，更衣，入浴，排泄を自力で行う。BI 100点。食器洗い程度の家事は行っているが，他は夫が行っている。
- 住環境：道路から自宅まで5段の階段（手すりあり）。室内はバリアフリー。1階に寝室，2階にリビング（階段に手すりあり）。浴室では簡易手すり，滑り止めマット，シャワーチェアを使用。

3) 目標

- 本人の希望：1人で外出ができるようになりたい。
- 理学療法士の目標：パーキンソン病による日常生活上，支障となる症状は軽度であったが，姿勢異常への注意・助言と，胸腰椎圧迫骨折による体幹・下肢の筋力低下およびコルセット着用による立位バランスの不安定さを改善し，屋外歩行については，経過をみながら評価していく。

3 理学療法の内容・ポイント

- 体幹コルセット着用による廃用症状の改善，立位バランスの安定について，装具装着でも行える筋力強化，立位での重心移動，頸の変位について正中位の確認，肩周囲の運動など本人が習慣化できる運動と姿勢に対する意識をもつことを中心に行う。具体的な内容は以下に示す。
- 体幹，下肢筋力強化のため，腹筋，臀筋については，関節を動かさずに仰臥位で肛門をすぼめるようにお尻に力を入れる。腹筋は息むようにお腹に力を入れることで代用して行う。
- 立位バランスの安定に向けては，椅子の背もたれにつかまり，左右の足に交互に重心をかける。股関節外転筋強化として，足を横に持ち上げる。
- 頸の変位について意識を持ってもらうため，頸を左右に側屈し，動かす。範囲の違いを自覚してもらう。
- 肩の上下運動により，肩甲骨周囲を動かす。
- 自宅周辺の歩行を適宜30分程度取り入れる。

4　経過・転換時期，目標の見直しのポイント（図1）

1) 開始～6カ月

パーキンソン病発症当初の突進，小刻み歩行は目立たず，ベッドから起き上がるとき負担を感じる，調子の善し悪しがわかるなど，症状の変化について訴えがある。

圧迫骨折による廃用症状，今後予測される円背など姿勢の変化，小刻み歩行やすくみ足などに対して理学療法を行う。運動プログラムの中から，①腹筋・臀筋運動，②立位で足を横に上げる，③立位で足踏みをする，④肩の上げ下げについて，方法を確認したうえで自主練習として行うよう伝える。運動の習慣をつけることは難しいと考えていたが，訪問時には「毎日やっている」と話し，本人も運動を行う必要性について理解して実行している。

4カ月目，体幹コルセットから腰椎コルセットに代わり，徐々にコルセットを外してもよいと医師より指示があるが，どのように外していったらよいかわからない，また，外すことにより骨折するのではないかと不安もあると話す。

外出時の簡易コルセット使用を勧め，日中数時間，コルセットを外してみることを提案する。自主練習も継続できていることから，理学療法士の訪問頻度を週1回から月2回に変更して経過をみることを提案し，6カ月目から切り替える。

2) 7～18カ月

ホーエン・ヤール重症度Ⅲ。圧迫骨折の経過は良好で，日常の動作では気にならなくなっており，簡易コルセットを外すことへの不安は徐々に軽減し，日中も外して生活するようになるまで6カ月程度を要した。

起床時のすくみ足，通院時の長時間の乗車後，身体が硬くなる，靴下がうまく履けないなどの訴えがあり，身体がこわばる感覚が生じた頃から，訪問時も体調が安定せず，ベッドで休んでいることがたびたびみられるようになるなど，疾患の進行を認める。夜間の排泄回数が増え，トイレまでの移動にも時間がかかることによる不眠も，薬の効き具合に影響していると考える。朝のすくみ足については，スクワットを行うことで緩和した。

身体面で，頸が右側に傾く傾向や，後頸部の硬さ，円背など姿勢の変化がみられるようになったので，肩甲帯から頸部のストレッチ，股関節伸展方向のストレッチ，腰部のリラクゼーションを図るための骨盤の回旋，体側のストレッチなどをプログラムに追加する。理学療法士の訪問頻度は月2回で継続している。

4章 事例紹介
10. 発症後20年経過したパーキンソン病の事例

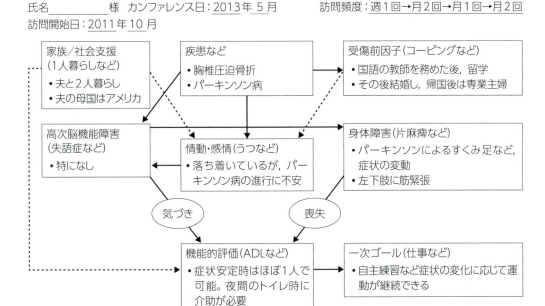

2013年5月（開始19カ月後）

目 標	評価・経過	変更点・方向性
・症状に応じて身体面に対応 ・自主練習継続	・すくみ足，身体の動きがオフになるなどパーキンソン症状の影響が強くなり，夜間の排泄は数回あるが身体が動かないため夫に介助してもらう。日中，動かなくなるときは，薬の時間を待つ，または身体を少し動かすようにするなど工夫している	・姿勢修正と注意点について助言，練習 ・自主練習の確認と助言 ・本人からの質問に情報提供 ・他サービスについて情報提供

2015年12月（開始50カ月後）（訪問頻度：月2回）

目 標	評価・経過	変更点・方向性
・身体症状に対応 ・屋外歩行の維持	・歩きはじめのすくみ足，左下肢の筋緊張の亢進，頸部は右へ傾くなど姿勢の変化があり，転倒することも出てきている。長時間同じ姿勢をとったあとは，時々姿勢を修正するよう助言している	・春の音コンサート（高次脳機能障害者によるコンサート）出演希望 ・通所など利用できるか検討 ・心理面のフォロー

2017年9月14日（開始72カ月後）（訪問頻度：月2回）

目 標	評価・経過	変更点・方向性
・身体症状の変化に対応	・開始6年経過。すくみ，突進，流涎など症状の特徴が目立ってきている。夜間の排泄は1～2回，夫が介助している	・心理面のフォロー ・身体の硬さ緩和について説明 ・流涎，嚥下など説明

図1 カンファレンスと経過

3）19〜48カ月

体調の影響により，立ち上がりがスムーズに行えない，すくみ足などの症状を認める。また，夜間に足がムズムズする，じっとしていられない気持ちになるなどの訴えがある。40カ月目頃より，左足のこわばり感が強くなり，小刻みな振戦など症状の変化がみられる。心理的にも「以前に比べ大変になっていることに共感してくれる人がいない。助言者がいない」「夢と現実が混乱し，おかしくなったのではないかと思う」など症状の変化に対し不安を訴える発言が聞かれる。「時々，混乱することはあるが，すべてわからなくなった訳ではない」と客観的な発言をすることもある。

この頃，訪問頻度の変更などの相談があったが，その都度，曜日や時間を調整して対応した。訪問頻度を増やすことに迷いはあったが，臨時訪問で補うことで対応し，頻度は変えず月2回で継続する。体調が安定せず，心理的にも混乱があったが，家族と旅行に出かけたことが自信になったとし，以前からやってみたいと話していたピアノの練習を夫と一緒に始める。

理学療法プログラムは，頸の傾き，円背など姿勢について自分で坐位で重心移動を通して正中位を確認して注意を促す，前傾・円背姿勢の悪化予防のための肩甲帯の運動，立位で足を交互に前後に1歩出すステップ練習，歩容の変化による股関節・膝関節の制限に対する可動域練習を継続し，本人の訴えを傾聴した。この頃には，自主練習の継続は困難となっている。

48カ月目，地域で障害者コンサートの企画があり，出演を希望しピアノを2曲披露する。出演後は，「涎は出ていなかったかしら」「次回は元気の出るような曲がいいですね」など感想を話す。

4）49〜72カ月

ホーエン・ヤール重症度Ⅳ，生活機能障害度2度。訪問時，表情が険しくなるなど表情の変化で体調がわかるようになる。体調の悪いときは流涎も増え，下肢，口唇の不随運動が著明となり，発語も不明瞭となる。口唇の不随運動による飲み込みへの影響などを聞き取り，頬を膨らます，唇を閉じる，舌を動かすなど，口腔周辺の運動を洗面時に取り入れること，また嚥下の注意点を説明する。椅子からの立ち上がり時のすくみ足，歩きはじめに歩行が小刻みとなるなど，動作においても疾患の進行が著明で，介助する場面も増える反面，表情は明るく，室内移動もスムーズにできているなど日差変動に幅がある。家族と散歩に出かけることは少なくなり，歩けなくなることもあったが，介助歩行で食事など外出する機会をつくって

いた。疾患の進行から，訪問頻度を増やすことも検討したが，状態の不安定さが増すようであれば増やすこととし，月2回のまま経過をみることとした。

体調の不安定さが増してきたため，訪問看護を開始し，入浴の介助，日常生活での相談など対応してもらう。恒例の地域の障害者コンサートへの出演を楽しみにピアノを練習し，体調は必ずしも良くなかったが，2曲演奏し，「好きなことをするのはよいこと」と観客に伝える。

5 まとめ

1) 理学療法士の関わり

パーキンソン病と診断されて20年経過。訪問理学療法は，胸椎圧迫骨折後の身体機能の改善を目的に開始した。開始時は，発症から14年経過し，屋外での歩行は安定しており，身体機能は比較的保たれていたが，体幹コルセットの着用とパーキンソン病による立ち直り反応減弱のため，寝返りや起き上がりなど身体を回旋する動作はできず，練習には制約があった。

理学療法士は当初より姿勢の変化に注意を向けるよう説明し，姿勢や筋緊張に影響される脊椎，股関節，膝関節の伸展運動，臀筋（抗重力筋）の筋力強化，坐位・立位での重心移動による姿勢の修正を中心に行い，現在は，体調により運動負荷を調整している。

体調の良いときは状態や運動の説明を加え，悪いときは頸，腰部のリラクゼーションを主とし，本人が動かす運動は臥位で行える内容にし，当初の運動の目的は変えずにプログラムに変化をもたせて対応した。

自主練習については，姿勢の確認ができるよう立位の運動，肩の上げ下げを寝室，洗面台の鏡の前で行うように助言した。また，寝室と居室が1階，2階に分かれていて，日常的に階段昇降していることも有効であった。福祉用具など環境整備については，当初より手すりなどが要所に設置されていたことから，そのまま経過をみている。

2) 訪問頻度

進行性疾患の場合，訪問頻度減らして経過をみていくことに担当として迷うこともあったが，家族との旅行や好きなコンサートへの外出などを楽しむことにより落ち着いた状態が保たれていたため，頻度を変えずに経過をみていくこととした。本人から相談があったときや不安な状況になったときは，臨時で訪問し，状

態の確認と助言を行い，不安の軽減を図るようにした．体調に変動はあったが，家族との旅行やピアノ演奏など目標があることが，心理的な安定につながり，長期に月2回と頻度を変えずに経過している一因と考える．

3) 可能性の追求

　　発症から15年，訪問理学療法開始12カ月頃より，疾患特有の歩行障害がみられるようになり，状態が安定しないことへの強い不安により，服薬調整のため3週間ほど入院したが，心理面の不安は解消されていないような発言が聞かれる．疾患の進行により，心理面の不安による混乱やうつ傾向が生じると言われるが，疾患の進行の影響だけでなく，友人との交流がなくなったことや，家事など役割の喪失感，状態変化を周囲にうまく伝えられない，思うようにできないことなどが重なり，不安が増強されることも考えられる．

　　訪問療法開始から72カ月経過し，体調の浮動性と身体変化などパーキンソン病の症状は進行しているが，途中から始めたピアノ演奏は本人が前向きに取り組める活動で，その成果を披露するという目標が，気持ちを維持する大きな要素となっている．家族もそれを理解し，一緒に練習したり，年に数回旅行やコンサートに出かけるなど協力的である．周囲で関わる職種は，疾患の進行による症状を予測しながら対応するが，それにとらわれず，本人・家族の生活観に配慮しながら進め，身体の変化に対応した練習の継続と，本人がやりたいことは，進行性疾患だからと諦めず可能性を追求する姿勢と環境づくりが有効と感じた事例である．

4章 事例紹介

11 進行性核上性麻痺による身体機能低下を方法を変えながら支えた事例

藤田真樹

1 対象者の概要

- 対象者：70代，男性，要介護2。
- 診断名：進行性核上性麻痺。
- 経過：2012年2月，進行性核上性麻痺と診断される。徐々に足のすくみや歩きにくさが強くなり，室内でも転倒し救急搬送されることもある状況だった。居室が2階で階段昇降にも不安が出たため訪問作業療法の希望があり，2013年9月より開始となる。
- 家族構成・家屋状況：妻と2人暮らし。本人の居室，リビング，風呂，洗面所などは2階にある。
- 生活歴：元自営業。夫婦二人三脚で長い間仕事をしてきており，地域には仕事仲間も多い。仕事は既に辞めている。
- 利用サービス：短時間通所介護週2回，外出（ホームヘルパーと散歩）週2回。

2 初回評価と当初の目標・ポイント

1) 全体像

　大柄で柔らかな雰囲気。性格は真面目で一生懸命に取り組む。仮面様顔貌で眼瞼下垂あり。声が小さく速いため聞きとりにくい。常に妻を気遣い，病気に負けたくないと話す。バランスは後方に崩れており，ベッドに座っているときは常に上肢で手すりを持ち支えている。家族関係は夫婦，子，孫ともに良好。妻は小柄で献身的であり，夫を支えたい気持ちが強い。本人，妻とも進行性の疾患について認めたくない気持ちが強い。

2) 初回評価

- コミュニケーション：理解良好。表出は発話量は少ないが可能。表情やうなず

き，ジェスチャーが中心。
- 精神機能：状況判断が時に困難で，1人で動いて転倒することがある。
- 生活リズム：夜間はよく眠れている。抗パーキンソン病薬を服用しているが，効果はあまりない。眼瞼下垂があり，目をつぶったまま不動の状態となることが多い。
- 痛み：左肩関節痛。
- 筋緊張：全身固縮あり，左＞右。特に頸部・上肢の筋緊張が強い。立ち直り反応（－）。
- 眼球運動：左右は可能だが，上下方向の運動は動きが制限され，1/3程度になっている。
- ROM：左肩に制限があり，挙上120度。
- MMT（右/左）：上肢$4^+/4$，股関節屈曲$4^+/4^+$，股関節伸展$4^+/4^+$。
- 起居動作：ベッドからの起き上がりは1人で可能だが，回旋運動を伴わず手すりを引っ張って行う。坐位保持は1人で可能だが，後方へバランスを崩しやすく，手すりを持って上肢で保持している。立ち上がりはベッド柵を使用し，引っ張る形で可能だった。
- 歩行：屋内は手すりを使用し歩行可能。屋外は歩行器を使用しているが困難になっている。前傾となりやすく，すくみ足が著明で上肢にかかる荷重が強くなる傾向がある。
- ADL：移動は妻の見守りで手すりを使用して行っているが，すくみ足が強く難しくなってきている。食事は，食卓まで移動してスプーンで食べることが可能。整容は洗面所で実施しているが，洗面所内を横歩きで移動することや椅子への着座が困難だった。排尿は尿器を使用，排便はトイレまで妻の介助で移動していた。入浴も妻の介助で実施していたが，移動が困難になってきていた。ヘルパーと歩行器で屋外を散歩し，短距離だが歩くことができていた。

3）目標

- 本人の希望：三重の田舎に行きたい。歩く動作を安定させたい。
- 作業療法士との目標：作業療法士は，屋内でも転倒があるため，移動動作の練習や環境整備を含め危険がないように調整する必要があること，小ステップとして近所の外出からできるようになることが長期的には旅行にもつながると考え，目標を「家の移動を安全に行えるようになる」「楽しみのための外出ができるよう，福祉用具を含めて検討する」と提案し，合意の目標とした。

3 作業療法の内容・ポイント（図1）

- 疾患が徐々に進行し，日常生活が困難になってきている状況からの訪問療法の開始であった。気持ちに寄り添い，疾患のことを伝えながら住環境を整備，福祉用具を紹介し，本人・家族が安心して生活できる環境を提案していく。
- 筋力は保たれている。動きにくくなり筋力低下や筋固縮の強くなった部分に対して自主練習を含めて管理していくことをめざす。
- ケアマネジャーを中心にチームが情報を共有し，包括的なサポート体制を構築しながら進めていく。

氏名　　　　　様　カンファレンス日：2013年10月　　　訪問頻度：週1回
訪問開始日：2013年 9月

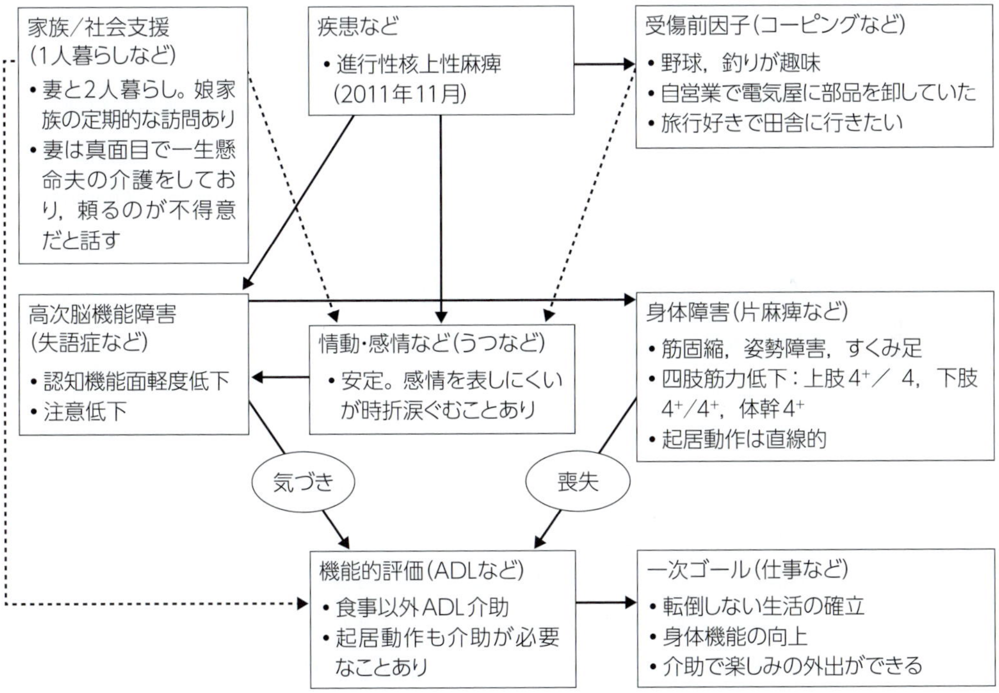

家族／社会支援（1人暮らしなど）
- 妻と2人暮らし。娘家族の定期的な訪問あり
- 妻は真面目で一生懸命夫の介護をしており，頼るのが不得意だと話す

疾患など
- 進行性核上性麻痺（2011年11月）

受傷前因子（コーピングなど）
- 野球，釣りが趣味
- 自営業で電気屋に部品を卸していた
- 旅行好きで田舎に行きたい

高次脳機能障害（失語症など）
- 認知機能面軽度低下
- 注意低下

情動・感情など（うつなど）
- 安定。感情を表しにくいが時折涙ぐむことあり

身体障害（片麻痺など）
- 筋固縮，姿勢障害，すくみ足
- 四肢筋力低下：上肢4+／4，下肢4+/4+，体幹4+
- 起居動作は直線的

気づき　　喪失

機能的評価（ADLなど）
- 食事以外ADL介助
- 起居動作も介助が必要なことあり

一次ゴール（仕事など）
- 転倒しない生活の確立
- 身体機能の向上
- 介助で楽しみの外出ができる

目　標	評価・経過	変更点・方向性
・一次ゴール同様	・1年半前に診断。歩行の不安定が強く階段昇降も困難になったとのことで訪問作業療法を希望。抑うつ状態と報告あり	・歩行練習を実施。廃用性の筋力低下，体力低下部分を向上させていく

図1 初回カンファレンス

4　経過・転換時期，目標の見直しのポイント

1）1〜4カ月

　開始時の筋力は4⁺レベル。転倒がみられるようになり，この間にろっ骨を骨折した。手すりを持って坐位保持は可能だが，側屈する傾向が強まっていた。訪問療法開始時は歩行器を使用していたが姿勢障害が強くなり，ヘルパーとの散歩は困難ながらもなんとか行っていた。言語でのコミュニケーションは可能だが，聞きとりに時間がかかった。「ありがとう」「やってるよ」と目標へ向かい前向きに練習に取り組むことができているが，徐々に発話が少なくなる傾向にあった。

　1カ月目でさらに歩行が不安定になり，ヘルパーとの歩行器での外出も困難になっているため，担当者会議で相談した。屋外移動を車椅子に変更し，買い物に行くことを提案した。ヘルパーと好きなものを購入し，手すりのあるところで歩行練習をして帰宅することを週2回の頻度で継続することとなった。作業療法士は車椅子の選定についてアドバイスし，車椅子でも出かけられるよう，介護タクシーの利用を開始した。

　作業療法士は，日常的に行っている練習がなかったため自主練習を整理した。立ち上がりや立位の安定のための練習としてベッド臥位でのブリッジ動作，体幹回旋運動，下肢伸展挙上練習として坐位で行う前屈，頸部の運動，体幹の回旋運動，1人で行っても転倒の危険のない立ち上がり練習を提案する。普段発声がないことから，運動の回数を口に出して数えてもらった。本人の身体機能の低下に対する不安感は強く，自主練習は行えるようになった。

　ADL動作を確認し，危険箇所について，本人・妻と実際に動作を行い，方法をアドバイスした。日差変動があるため，妻1人では困難なこともあるだろうとヘルパーの利用や入浴のできる通所介護などの情報を伝えるが，現状維持を希望し対応を変えるに至らなかった。

　本人は車椅子で買い物に行くことができ，好きなパンを選ぶようになった。週末には孫が遊びに来て話をする時間を持つことができていた。屋内の歩行は妻の介助で実施することができていた。自主練習は定着し，日常的に行うことができ，1日20回程度の運動が実施できた。

2）5〜8カ月

　筋力は4⁺レベル。起き上がりや立ち上がりは可能だが，姿勢障害が強くなり，端坐位時に両手で支える必要が出てきたため，ベッドサイドにL字バーと据え置

き型の手すりを設置した。短時間の通所介護では行える運動が少なくなり，移動時の介助量も増え，本人も「迷惑をかけている」と負担に感じはじめた。ヘルパーとの買い物は車椅子を使用して行うことができ，自分で食べるパンを買うのが楽しみになっていった。言語でのコミュニケーションは可能だが，促さないと発話が出ないことが多くなっていった。

　5カ月目の担当者会議で，負担感も強まっていたことから本人と妻に別の通所先を検討することを勧め，現状の通所介護と新しいところを週1回ずつ利用することを提案した。できる運動は少なくなっているが，本人のやる気は強く，方法と内容を統一することで，さらなる定着が図れると考え，作業療法士は，手引き歩行の方法や行ってもらいたい運動として，立位保持，スクワット，坐位での回旋運動・前屈運動と発声，頸部の運動を10～20回行うよう提案し，それぞれの通所介護やヘルパーに統一して伝達した。

　すくみ足が強くなり，手すりを使った自力歩行が困難になってきていた。つま先をつけ，蹴るようにするなど歩き方のコツとポイントを伝え，妻に声かけをしてもらうよう調整した。手すり歩行は徐々に困難となり，手引き介助での歩行へと方法を伝えながら進めた。床からの立ち上がりや床への座り込みなど，回旋やバランスをとる動作を練習し，転倒後に備えた。階段昇降も徐々に困難が増し，1人介助では立位での昇降は難しくなったため，臀部を階段につけ，いざり動作を含めて行うよう動作を変更していった。

　一方で，本人が行える電化製品の修理などを積極的に実施してもらったり，孫との交流や妻との外出など楽しい時間を持てるよう働きかけた。妻も「こんなに細かいことができるのね」と喜んでおり，家族では公園に出かけることができた。統一した運動は見守りの中で実施でき，1日20回程度の運動が行えた。

3) 9～10カ月

　体調を崩し，筋力は4レベルとなり，歩行は全体的にすくみ足が強く，左側への側屈も強くなった。妻は肋軟骨を骨折し，介護に痛みが伴うことになった。その後本人が誤嚥性肺炎を発症し，1週間入院することになり，病院でおむつ対応となったことをきっかけに，排尿・排便のリズムが崩れた。肋軟骨を骨折した妻の介助負担が大きいため，療法開始9カ月目の担当者会議で，階段の介助をヘルパーも支援することにした。

　作業療法士は，居室を1階へ移す，階段昇降機など福祉機器を導入するなどの選択肢を本人・家族および出席者に紹介した。階段昇降の方法をヘルパーに伝達

し，介助方法を統一した．本人と妻は居室の変更については後々考えると話していた．

作業療法では，肺炎後の回復を図ることを中心に行った．通所介護，ヘルパー，妻と協力し，筋緊張の調整と立ち上がりに必要な筋力，食事や会話で重要となる頸部の柔軟性向上をめざし，頸部のモビライゼーション，口腔運動，ブリッジ動作，下肢伸展挙上，寝返り，起き上がりと坐位での前屈，回旋，立ち上がり，立位，スクワット歩行，階段などの運動を，回数を減らし優先順位をつけて可能な範囲で実施してもらった．

排尿・排便のリズムについては，妻のストレスも強い状況であったため，訪問看護師の利用をアドバイスする．1人で抱え込まないよう提案し続けた．そのうえで排尿の間隔を短めにしてみるなど時間の変更や，立位ではなく坐位で排尿するなど姿勢の検討を行った．

階段昇降はさらに困難となり，途中で止まってしまうこともあったため，階段動作の練習をすると同時に2人介助や1階に居室を移すことを提案した．本人のやる気，周囲の協力もあり，筋力向上のための練習は回数も増やすことができ，肺炎前と同様に20回程度行えるようになり，妻の介助歩行で食卓に行き食事することも日常的に行えたが，すくみ足は強くなっていった．

4) 11〜23カ月

身体・生活の状況は，筋力は4^+に改善したが，上肢には一度把持すると離せなくなる症状が強くみられるようになった．いったんは筋力向上に伴い能力が向上し，肺炎前と同様の生活ぶりに戻るものの，その後徐々に固縮や姿勢障害が強まったことで，坐位保持および書字が困難となった．階段昇降は，本人，妻とも徐々に困難さが強まっており，本人は「緊張した」「心配だ」と話すようになる．2人介助で行うよう提案すると最終的には納得し，介助を受け入れたが，居室を1階に移すことには抵抗があった．発声は小さいがあり，挨拶程度は可能だが，その他の表出はジェスチャーが中心になったため，文字盤を導入するに至った．認定調査において要介護4となり，本人，妻ともにショックを受けていた．妻からはたびたび「本人に辛く当たってしまうことがある」「運動をしても良くなる気がしない」と介護の疲れ・落胆が増している発言が聞かれた．

担当者会議（開始11カ月目）では，要介護4に変更となり，肺炎後，全般的に機能低下している上に排泄のリズムも乱れているため訪問看護を提案した．通所介護は，運動を中心とした短時間通所介護を終了し，前回の会議で新たに始め

た1日利用の通所介護を週2回に変更する。通所介護では看護師が摘便などを必要時に実施し，入浴もお願いすることにした。訪問看護も利用開始するよう調整した。嚥下についてもサポートしてもらえるよう，言語聴覚士の導入について本人と家族に打診するが，食事はできているので必要性が高くないと利用には消極的で，見送りになる。後々のため，言語聴覚士のいるステーションからの訪問看護をお願いすることにした。

　作業療法では，妻に介護負担感を話してもらい，排尿のリズムや方法などを看護師に相談するよう提案し，また看護師には今までの経過と妻の悩みについて伝え，解決を図った。端坐位保持困難に対して椅子の導入を検討，発声が少ないことに対して文字盤を利用しはじめた。本人とは，ハンドサインやうなずき，首振りなどボディランゲージでのコミュニケーション手段を練習し，それを妻やほかのスタッフに伝達した。通所先，ヘルパーなどとも，筋力向上のためのトレーニングを再度確認し，ほぼ毎日どこかで実施してもらえるよう調整した。

　孫との会話の際には文字盤を使用できたことなどが報告された。田舎に帰りたい想いを写真を指で示し表出することがあり，車椅子で行く方法など実現に向けて話をすることもあった。

5) 24〜25カ月

　筋力は4レベル。立位は可能だが姿勢障害が強く，保持には見守りから軽介助が必要となった。不注意が強まり，転倒や滑落が増え，姿勢のコントロールが困難になっていた。全身の筋緊張や固縮が強く，左上下肢の筋緊張は常に亢進するようになった。日差変動はあるものの，歩行・階段昇降ともに困難がさらに増し，室内で車椅子の使用を開始した。眼球運動もさらに低下し，閉眼することが増えた。食事中の動作停止がみられるようになり，医師がとろみを指示し，介助で食事することが増えた。食事量も徐々に減ってきた。妻からは「本当に辛い。でも頼ることもできない」と介護に疲れ，それでも周囲に頼れない気持ちが聞かれた。訪問看護を利用し，排泄の悩みは相談できるようになったが，身体機能の低下については受け入れられない様子であった。

　担当者会議(開始24カ月目)では，階段昇降が困難になっているため，1階への移動を本格的に検討するよう提案した。さらに，妻の介護負担軽減のためショートステイを提案する。嚥下機能が徐々に低下し，口腔の動きも難しくなってきていることから，作業療法のほかに言語聴覚療法の利用を再度勧めるが，これ以上スタッフを増やすことに抵抗があった。

作業療法士は，妻の介助でベッドと車椅子の移乗が行えるよう，立ち上がり・立位・スクワットの練習，姿勢バランスや筋緊張調整のための坐位での前屈・回旋運動，食事が継続できるように頸部・口腔の運動を提案した。通所介護や訪問介護時に実施してもらうことにした。

　作業療法では，車椅子導入に伴い，移乗やトイレ動作の介助方法を練習した。食事の固さなどの相談に乗り，通所介護などと共有した運動を本人とも繰り返し練習し，寝返りや起き上がりなどの行いにくくなってきた動作の練習をした。

　運動の休憩時間の雑談を増やし，文字盤やジェスチャーを用い本人からの表出や笑顔が多く生まれるよう働きかけた。また，1階への居室の移動が具体的にイメージできるよう，車椅子での移動や外出の方法，必要となる福祉用具などについて併せて情報提供し，メリット・デメリットをどう考えるか問いかけを増やした。本人が1階に居室を移す方向へ気持ちの変化がみられてきた。妻は車椅子導入により食事や移動の負担が軽減した。

6) 26〜28カ月

　筋力は4レベル。本人と妻が1階に居室を移動することを決断し，家族が中心になって生活しやすい環境を整えはじめた。食事中に目を閉じ動作が止まってしまうこと，痰が切れないことが増え，言語での表出はほぼみられなくなった。一方，ハンドサインで調子がいい・悪い，さようならなどの応答，文字盤での交流は可能であった。文字盤については閉眼している時間が多くなり，困難なことも増えた。排泄については妻と看護師が相談しベッド上での対応となり，夜間の介助量が減ったためストレスは軽減した。

　担当者会議（開始26カ月目）では，居室の1階への移動の際，必要になる福祉用具や室内環境などについて検討した。また，階段昇降のためのヘルパーなど，不必要なサービスを整理した。車椅子を変更し，快適に座っていられる時間を長くしていく。妻の介護負担軽減などのため，ショートステイの利用を再度提案した。

　作業療法は，姿勢は不安定であるものの本人は意欲的であることを伝え，ベッド上で行う下肢のキッキング運動や股関節の伸展挙上，ブリッジの練習を介助しながら行う方法を通所介護へ伝え，立ち上がりやおむつ交換の際の協力動作が行えるように提案した。食事の前に頸部・顔面のマッサージと運動を行うことを共有した。

　居室を1階に移動したため，ベッド位置などについてアドバイスした。車椅子，クッションを選び，シーティングを実施。姿勢筋緊張の安定を図り，食事動作・

外出動作の安定を図った。コミュニケーションは継続して多くとるようにし，本人が考え，感じていることを妻に伝えた。眼瞼下垂があると刺激も少なくなるため，食事や話をする際は介助で目を開けるよう助言した。1階に移ったことで外に出やすくなったため，妻との散歩や孫が来た際に家族で外出することができた。妻とはベッドから車椅子に移乗し，食事をすることができていた。おむつ交換や着替えの際は本人が臀部を上げて協力できていた。

7) 29～35カ月

　　無動の時間が長くなり，食事量も徐々に減り，この間体重は1年で10kg減少，筋力を発揮できないことがしばしばあった。筋力は3～4レベルで，覚醒と栄養の状態によって変動した。栄養状態の低下に伴い褥創ができた。1階に居室を移動したため階段昇降のストレスはなくなり，ヘルパーとの外出や買い物がスムーズになった。食事の際は車椅子への移乗が必ずできるようになったが，介護の負担感は強く，ショートステイを利用してみようという気持ちに変わってきた。

　　担当者会議（開始29カ月目）では，褥創ができたことから，マットレスを交換することにした。ショートステイ利用開始に伴い，排泄のタイミングなどを看護師からショートステイ施設に伝達する。食事量を確保するため，食事の際は目を開けてもらい刺激を入れる，とろみをつけて水分を摂取するなど情報を共有する。作業療法士は現状の身体機能を報告し，動作方法，介助方法を伝達し，通所介護・ショートステイ時にも立ち上がりや頸部・体幹の運動を行ってもらえるよう紙面にして再度共有した。

　　作業療法では，1階に居室を移動したことで日常的に車椅子を使用するようになったため，妻と本人で移乗の方法を練習した。褥瘡については，日中の姿勢をギャッチアップ坐位から車椅子坐位へ変更した。食事に関しては開眼を促し刺激を入れることと姿勢について助言した。体重が減少傾向にあり筋力も低下したため，高エネルギー補助飲料などを本人と家族に紹介し，看護師やケアマネジャーに相談して医師から処方してもらう形にした。会話の時間を増やし，気持ちの表出をできるだけ多く持ってもらうよう働きかけた。ハンドサインや表情で表出してもらえるようにし，それを家族に見てもらうことで，家族間のコミュニケーションの一助にしてもらうよう考えた。運動は，栄養状態に合わせて行うこととし，坐位の練習，口腔運動や呼吸運動を中心に実施するよう心がけた。

　　褥瘡は2週間で治癒した。妻は会話練習の時間の本人の笑顔を喜んだ。本人は発話はないが散歩で桜を見に行ったことなどを身振りで報告したり，体調につい

てOKサインを出すこともあった．運動は日により介助が必要になったが，介助で10歩ほど歩く練習も行えた．

8) 36〜38カ月

　筋力は3〜4レベル．るいそうが目立ちはじめ，痰がらみも強くなり，酸素飽和度は92〜97％となり，作業療法士は呼吸や排痰のトレーニングを増やす必要があった．発熱が時々あり往診医から点滴を受けることも増えていった．定期的にショートステイを利用するようになり，食事が摂取しにくくなったため，高エネルギー補助飲料を飲みはじめた．発語はないが，表情やハンドサインによるコミュニケーションは可能であった．

　認定調査で要介護5の認定を受けた．担当者会議（開始36カ月）で吸引機使用の提案，訪問看護を24時間対応としていくことを提案し，検討した．車椅子をティルト・リクライニング型に変更し，日中坐位の安定を図ることを提案した．移乗が困難となってきたことから，その方法を検討する．本人，妻とも医療のサポートが増えることに大きな抵抗はなく，療養の形が変化していくことを受け入れた．デイサービスで行える運動を，ベッド上のものを含めて再度変更することにした．

　作業療法では車椅子を選定し，シーティングを実施し，食事の姿勢や角度を検討し，操作方法を伝達した．移乗方法としてスライディングボードとリフトを提案する．妻は道具の使用について積極的でなかったため，介助の方法を一緒に練習し，本人が力を発揮しやすいよう，声かけや立ち上がる前の準備などを伝達した．

　デイサービスでの運動は，臥位で実施できるものを中心に，車椅子上で行える運動や食事のための口腔運動をお願いする．本人・家族には，座る機会を確保することが優先で，立位などの運動は，食事がとれていて元気なときに行うよう伝えた．

　一緒に行う運動は，四肢体幹の柔軟性向上の運動（頭部・顔面のモビライゼーション，目を開く運動，体幹ストレッチ），介助での動作練習とし，呼吸や寝返り，おむつ交換のためのブリッジ運動，立ち上がりや移乗が行えるようキッキング，下肢伸展位での挙上を行い，実際に立ち上がり，立位，移乗の練習を行った．体調の良いときは積極的に練習が行え，介助量も少なかったが，力が発揮できず，動作が難しい日も増えた．妻は「周囲の人を頼るのも大切ね」と言うようになった．言語聴覚士についても利用を提案し，最終的には利用することになった．

5 引き継ぎに向けたプログラム（図2）

　車椅子への移乗は可能だが，日によって本人の身体機能を発揮できないことも多くなり，練習では立位を数回とるのが精一杯という状況になっていった．筋力は3～4レベル．本人と妻に，訪問看護ステーションからの訪問リハビリに変更し，同一事業所にフレキシブルに対応してもらうほうが安心感があるのではないかと徐々に提案していった．

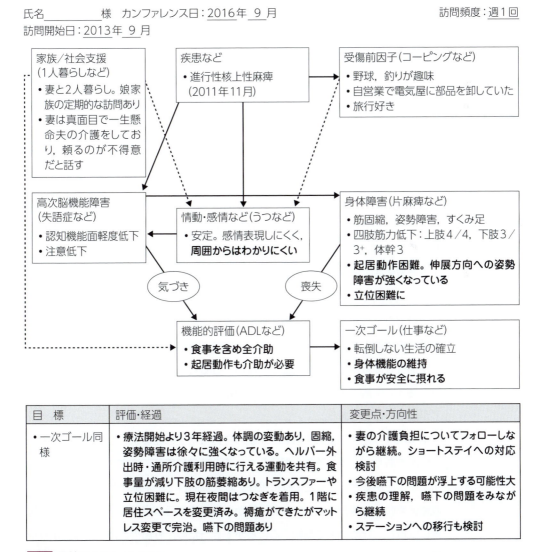

図2　最終カンファレンス

呼吸の問題が強くなり，担当者会議（開始39カ月）で理学療法の導入を検討する。事業所を統一し，24時間対応の訪問看護ステーションで医療管理を受けることを再度提案する。本人，妻ともに納得し，吸引の仕方などを少しずつ覚えていった。通所は継続し，今まで行ってきたことを継続する形になった。作業療法士は報告書を作成し，今まで行ってきたことと今後必要になることなどの予測を伝達し，訪問療法終了となる。

6 引き継ぎ後の生活の様子

その後，妻が痰の吸引もできるようになり，訪問看護ステーションの看護師，理学療法士・言語聴覚士の訪問時に吸引する態勢をつくり，自宅療養を継続。当クリニックからの訪問療法終了後，約1年2カ月で自宅で亡くなったとのことである。

7 まとめ

1）作業療法士の役割と介入時期

本事例は，既に疾患の進行が中等度であり，生活の困難が強くなった時点で訪問作業療法が開始となった。本来であれば作業療法士は本人と環境を評価・調整し，疾患の予後を予測する。疾患の進行と心構えについて理解を促し，本人が望む活動を実現していくため，①本人は必要な運動を習慣化し活動を安全に行えるよう練習する。家族にはその動作や活動の介助方法を習得してもらい，両者の負担の軽減を図る。②福祉用具や住環境を見直し，より安全で過ごしやすく，かつ二次障害をまねかないよう環境を調整する。③人的環境を見直し，今必要な支援や予後を予測して必要になりそうな支援を考え調整する。①〜③を合わせ，疾患が進行しても本人の活動が縮小しない，むしろ拡大していくように調整し，希望を持って生活できるよう支援するものだと考えている。そのような意味でも修了が難しいこともある。

本事例は，運動の効果を信じ，現状の身体機能をとどめようと必死になっている状況であり，今後の予測を提示していくのは酷に感じ，あまり積極的に情報を伝えることができなかったように思う。本来真面目で一生懸命な性格もあり，①の運動や動作の練習については開始時から積極的に行い定着した。その後，支援者に依頼し，介助の下で継続することができたため，外出のための立ち上がりや移乗，食事のための嚥下，着替えやおむつ交換のためお尻を上げる動作などを継

続して行うことができたのだと考える。

　一方で，②福祉用具や住環境，③人的環境の調整については，疾患の進行を連想することもあり消極的で，本人・家族が納得するまでに時間がかかった。方法を変えずにいたいとして，転倒を繰り返すことも多かった。生活を楽しむ余裕を残して療養してもらえたらよいと感じていたが，負担感を軽減することについて本人・妻ともに抵抗を感じており，助言や提案がうまく受け入れてもらえないこともあった。真面目さゆえ，人のサポートを増やすことを申し訳ないと感じ頼れない，また同時に疾患の進行を否定したい気持ちが含まれていたと思われる。

　対応としては，環境の見直しや人のサポートを活用するのは悪いことではなく，本人の生活をより良くするものであると説明し，事前に情報を伝え，何回も話題に出し，理解を促していった。そうした地道な働きかけで最終的には福祉用具を導入することができ，訪問看護やほかの事業所からのサービスの導入，移行につながったと考えるが，生活を楽しむ部分についてあまり多くを提案できなかったことは今も悔やまれる。「田舎に帰りたい」という希望を実現することができなかった。「今の状態では帰れない」と考えていたため提案が難しかった。

　進行性の疾患については軽度の状態から関わるのが重要ではないかと考える。本事例に軽度の段階で介入できていたら，予防の観点から何回も動作を繰り返して定着を促すことができ，固縮の強まりやすい部位を予測し自己管理を促していくことができる。今行っている運動が未来の自分のためになると背中を押すこともできるので，より向き合った介入が可能だったのではないだろうか。妻に対しても，疾患のことを一緒に勉強し，理解し受け止める時間を持つことができ，家族会や同病の家族との交流が図れたのではないだろうか。そのことによって療養の不安や介護の負担感を軽減させることができたかもしれない。物的，人的環境の調整により，行いたい活動は制限を受けずに実施できることを理解できれば，重度になってからも旅行や外出など生活の広がりを得られたのではないかと考える。

2) 担当者会議の重要性

　本事例は，担当者会議や電話での話し合いを繰り返し，本人・家族を支えるチームとして多事業所が話し合う機会が多かった。作業療法士はその中で，本人・妻の気持ちと本人の身体状況，環境がそれにマッチしているかどうか評価し，調整する役割ができていたように思う。例えば，本人の身体状況は階段昇降ができるとは言いがたいが，本人・妻ともに2階の居室を1階に移す気持ちにはなかなかなれない。本人・妻の気持ちに寄り添いながらも，危険と負担の少ない方法を検

討し，介助者を入れるよう担当者会議で話し合う。そしてその場でもう一度，居室を1階に移してはどうか，と提案するといったことである。本人・妻の気持ちに寄り添いながら，スタッフが共通して状況を把握し，それぞれが自分の立場で考え，担当者会議で意見を出してサービスを展開できたことは，進行する疾患ではあっても，本人・妻の安心感やほっとする時間，楽しみの創出につながっていたのではないかと考える。

4章 事例紹介

12 廃用症状のため外出が困難になった高齢者の事例

中島鈴美

1 対象者の概要

- 対象者：90代，女性，要支援2。
- 診断名：中毒疹での入院による廃用症状。
- 経過：右大腿骨骨頭壊死のため人工股関節置換術（10年前）。2014年5月，心室性期外収縮のため服薬治療を行い不整脈は改善したが，服薬を続けたところ全身に発疹が出現し，中毒疹と敗血症の疑いで約2カ月入院。
  退院時にはADLが大幅に低下していた。退院後約3週間は自宅内の生活で，通院以外外出は行っていない。
- 家族構成：息子と2人暮らし。息子は週に数回，仕事で日中不在となる。娘は近県に住み，時々訪問している。
- 生活歴：入院前は，地域の手芸教室，ゲートボールなど外出の機会も多く，調理，買い物は1人で行う。掃除はヘルパーの援助を受ける。

2 初回評価と当初の目標・ポイント

1) 全体像

小柄な体格。室内は伝い歩きで移動。難聴のため聞こえにくいことがあるが，理解に問題はない。

2) 初回評価

- 筋力（MMT）：臀筋3，腹筋2，下肢4（右＜左）。
- ROM：著明な制限はなく，日常動作上も支障となる所見はない。
- 起居動作：起き上がり，立ち上がりは手すりを使用して可能。片足立ちは手すりを使用し5秒程度。
- 歩行：室内は家具などを伝いながら移動。階段は，手すりと踏みしろに手をか

　　　　けて昇り，後ろ向きで降りる。
　　●ADL：身の回りのことは自力で可能。
　　●住環境：2階建ての1階に本人の寝室。道路から家の玄関まで3段の階段。
　　●その他：退院後，家事は息子が行う。

3) 目標

　　●本人の希望：以前行っていた家事，ゲートボールを再開する。
　　●理学療法士との目標：入院前は家事，買い物をこなし，趣味のゲートボール，手芸教室に通うなど活発に活動していたことから，廃用症状の改善により以前の活動が可能と考え，筋力低下の改善と近所歩行の安定を目標に挙げた。

3　理学療法の内容・ポイント

　　当面は，臀筋から下肢の筋力強化を行い，立ち上がり，立位の安定性の改善を図ることとした。室内移動の状態の確認と並行して屋外歩行を進めることとする。

4　経過・転換時期，目標の見直しのポイント

1) 開始〜2カ月

　　初回訪問時，下肢の運動を体操教室で行っていたことなどから，運動についてはスムーズに進むと考え，膝を伸ばす太腿の筋力強化運動を自主練習とした。翌週の訪問時に筋肉痛の訴えがあり，運動方法を確認したところ，膝を伸ばすと同時に股関節を持ち上げていたため修正を行い，自動運動（抵抗をかけず自分の力で動かす）10回として負荷量を調整した。
　　太腿の筋力強化については，運動の肢位によって負荷量に違いがあり痛みにも影響するため，臥位で関節を動かさず膝に力を入れる，坐位で膝を伸ばす，立位でスクワットなど，各運動において痛みの有無を確認しながら負荷量を調整して進めた。
　　その後も，訪問時に痛みの変化と日常生活への影響を聞き取り，負荷量を増やせるか検討した。痛みが生じる場合はベッド上で負荷の軽い運動を行った。調理については，疲れもあるが，簡単なものを少しずつつくるようになっていった。

2) 3～6カ月 (図1)

痛みは緩和し，訴えも少なくなっているが，歩行時の痛みの訴えに浮動性があるため，通院用に車椅子をレンタルする。訪問時の筋力強化は自動運動を中心とし，実施回数は変えず立位で行う運動を追加し，種類を増やしている。並行して，自宅周辺のT字杖での歩行を取り入れる。自宅周辺から商店街まで距離を伸ばし，家族とも商店街まで歩くことができるようになった。玄関の段差に手すりを取りつける。

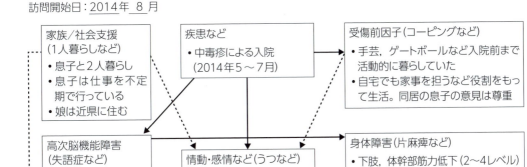

図1 開始3カ月後カンファレンス

3) 7～9カ月

　　運動による痛みが軽減し，毎回の訪問療法に近所歩行を取り入れたこともあり，本人から「ゲートボールに行ってみたい」と発言がある。今後ゲートボールを再開する可能性があると判断し，ケアマネジャーに連絡を入れたが，それまでの仲間も通所サービスを利用している人が多く，活動は休止中となっていた。再開に向け，通所サービス利用者でゲートボールの再開を希望する人がいないか，複数の通所施設で企画できないか，ケアマネジャーに打診する。

　　本人とは，近所歩行の距離を延ばし，ゲートボール会場まで，まず歩行と車椅子を併用して行くことなどを試す。娘が訪問した際は近所を一緒に歩く，買い物に行くなど，行動範囲は徐々に広がっていた。ケアマネジャーには，プログラムの1つとしてゲートボールの採用を通所施設に提案するよう依頼する。

　　理学療法士訪問時は，屋外歩行のみ行う機会も設け，1人で外出できるか評価する。

　　通所施設でゲートボールを採用するには，プログラムの実施時間や会場までの送迎など施設側の事情から実現まで時間がかかり，空き時間の利用など工夫する必要があった。ケアマネジャーが粘り強く働きかけを行った結果，月1回，送迎車の空いている時間を利用して行うこととなった。

4) 10～11カ月

　　買い物など1人での外出も大きな不安なくできるようになっていたが，1人での外出に家族の不安が強く，日常的には家族の見守りで行っている。本人の状態をケアマネジャーに報告し，ケアマネジャーからも家族に状態を伝え，家族の意向を聞いてもらうこととした。本人は「1人で出かけたい」と話し，息子からも「そろそろ仕事の日数を増やそうと思っていた」という発言があったので，1人で外出する方向に進めることができた。その後ゲートボールに参加し，時間をみつけて公園まで出かけ，調理，洗濯なども以前のペースに戻っている。

　　修了前担当者会議（図2）では，ヘルパーから援助内容が報告された。10年前，大腿骨手術で入院した際，「かがむ動作は禁止」「重い物を持たない」など本人に注意があり，調理台の下の鍋を取ったり階段を昇る際，手をついてかがんだりしているが，それ以外は注意を10年間守っていたことがわかった。そのためヘルパーが，かがむ動作がある掃除などを援助していた。

　　訪問理学療法の修了を検討するため，月1回の訪問で，夏場の体力低下などの状態と不安な動作の確認を行い，3カ月後には修了する方向であることを本人，

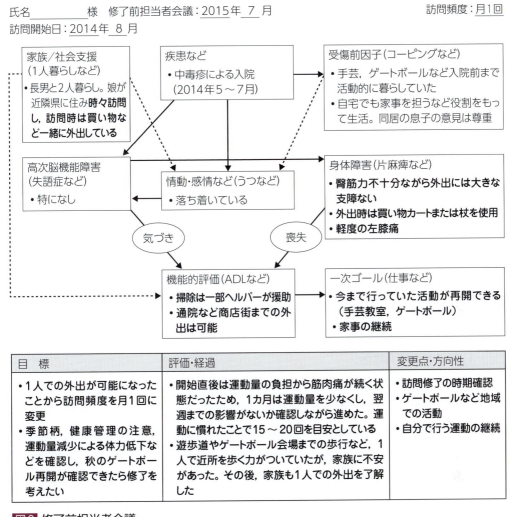

図2 修了前担当者会議

ケアマネジャーに伝える。訪問頻度が少なくなることに「やっぱり来てくれると安心」と本人の発言があったが，訪問開始時と比べて現在の変化や，「自分でもできることを確かめる期間」と頻度を減らす理由を説明し，了解が得られた。

5 修了に向けたプログラム

月1回の訪問時に，家事や外出先など普段の様子を確認する。1人で休憩を含め1時間程度外を歩くようになり，出先の公園で友人と話す機会も増えている。

家事も入院前の状態にほぼ戻っており，生活リズムが安定していることから，予定通り修了することとする。本人に，屋外歩行に加え股・膝関節の筋力強化（維持）のための運動として，股関節外転，座って腿上げ，膝伸展運動を続けるよう助言した。

6 修了後の生活の様子

修了1カ月後，フォロー訪問を行う。買い物は荷物を持って歩くことになるため，息子が中心となっていたが，病院，ゲートボールには1人で通い，家事など生活リズムは安定していた。寒くなる季節はゲートボールが中断するので，「ほかの体操教室へも行ってみたい」と本人から希望があり，フォロー訪問の様子と本人の希望をケアマネジャーに報告した。

7 まとめ

1）高齢者の筋力強化

高齢者の筋力強化は，廃用症状に限らず，それまでの生活歴を参考に1カ月程度は痛みなどに注意して運動量の調整を行うことが重要である。本事例では，運動麻痺などの影響はなく，主に筋力低下による身体能力の低下があり，ある程度の負荷は可能と判断し，自主練習を含む運動量を設定したが，痛みが生じた。慣れない運動は筋線維の弱化や弾性低下により痛みを伴いやすいことから，一見できているようにみえる運動も方法の確認は慎重に行い，項目と回数への配慮が必要である。膝を伸ばす運動はわかりやすく，よく説明されるが，立位，歩行を考えると臀筋など股関節周囲筋の運動について，どの肢位で行うか検討し，当初より取り入れることが重要である。

訪問時に理学療法士と行う運動に加え，継続できるかどうかを念頭に自主練習の運動項目を考える。本事例の場合，運動による痛みに配慮して，肢位，回数を2カ月かけて調整した。回数については，理学療法士と行う場合の3分の1から2分の1程度で，本人が「このくらいなら続けられそう」と思う回数から始め，確実にできるようになったら増やすなど，段階を追って進めることで習慣化につながる。

2) 家族の安心

　　　　筋力強化など状態の回復に合わせて，室内，近所と歩行の範囲を広げることは，本人も歩けるイメージができ，以前の生活と照らし合わせて具体的な外出先が挙がるなどの効果がある．ただ，本人の能力が改善しても，家族が転倒を心配するあまり，1人での外出を制限することがある．本事例でも，当初は家族が横で見守りながらの歩行から始め，1人で歩くことが可能となっても，転んだときに起こせるように本人の10m程度後ろから見守ることを続けていた．家族が納得するまで1～数カ月経過をみて，担当ケアマネジャーからも説明してもらうことで，本人・家族の考えの調整がうまく進む．

3) 入院中の注意事項

　　　　入院中の注意事項は本人・家族にとって印象が強く，股関節を過度に曲げるようなかがむ姿勢はとらない，横向きで寝ない，枕を脚の間に挟んで寝るなど，退院後も長期間，それを意識した生活を送っていた．大腿骨骨頭置換術後の注意について，いつ頃どのような状態になったら少しずつ解除してよいか説明を受けていないことが多い．経過に合わせた説明が必要である．

13 化膿性脊椎炎と廃用症候群の回復から本人の希望が実現した事例

藤田真樹

1 対象者の概要

- 対象者：70代，男性，要介護3。
- 診断名：化膿性脊椎炎（腰部・頸部），廃用症候群，慢性腎不全（人工透析週3回），慢性心不全。
- 経過：化膿性脊椎炎のため2013年6月中旬入院。症状が落ち着かず7月下旬よりベッドサイドでのリハビリテーションが開始される。起立性低血圧，筋力低下が著明で離床することから開始する。8月上旬より歩行器で歩行を実施するが疲労が強く，非透析日のみ週2回の実施となる。長距離移動は車椅子，杖歩行は連続30m見守りで可能，階段は見守りで2足1段昇降が可能となり，9月中旬に退院となった。
- 既往歴：胃がん・大腸がん手術実施，脊椎炎発症。発症8年前より慢性腎不全のため人工透析を開始。5年前より心房細動がありカテーテルアブレーションを実施し，心室頻脈のための服薬を開始したが，発症3年前に洞不全症候群のため心臓ペースメーカーを挿入し，1年前に大動脈弁の置換術を実施していた。
- 家族構成・家屋状況：妻，娘夫婦と同居。持ち家。本人の居室・書斎・トイレは1階にあり，居間や風呂，洗面所などは2階にある。日中1人の時間がある。
- 生活歴：元記者。退職後は大学の非常勤講師を務める。体調不良であっても仕事や旅行などに行っていた。料理が趣味。「仕事も遊びも一生懸命で無茶していた。身体は大切にしていなかったな」と本人が話す。

2 初回評価と当初の目標・ポイント

1）全体像

細身で顔色が悪い。パジャマのままで居室のベッドに座り出迎えてくれる。表情はやわらかだが，作業療法士の前で座っているのが精一杯な様子があった。日

中はほぼ横になっている。

2) 初回評価

- CRP値：2.74mg/dL（炎症反応の指標，基準値0.3mg/dL）。
- 血圧と脈：起立性低血圧あり。臥位血圧106/60，脈69，起立時97/48。自分で血圧と脈は記入し管理しているが，基準となる値は知らない。
- 精神機能：うつ傾向あり。どのくらい動けるのか，悪くならないかという不安が強い。
- 生活リズム：週3回人工透析を実施。実施日は疲労でほぼ臥床している。夜眠れず日中寝てしまうなど生活リズムの乱れがある。
- 痛み：腰背部，頸部，膝関節に動作時痛あり。
- MMT（右／左）：上肢4/4，股関節屈曲4/3$^+$，股関節内転4/3$^+$，股関節外転4/3$^+$，膝屈曲4/3$^+$，膝伸展4/3$^+$。
- 起居動作：ベッドからの起き上がりは可能だが，腰背部に痛みあり。坐位保持可能。立ち上がりはベッド柵を使用して可能だが，起立性低血圧あり。
- 移動：屋内は手すりとT字杖を使用して可能。ふらつきなし。屋外は短距離のみ家族の腕組み介助で可能。長距離になると車椅子を使用していた。
- ADL：BI 85点/100点，FAI 8点/45点。寝ているとき以外は腰部に硬性コルセットをするよう指示されていた。ベッドサイドに運んでもらった食事を自分で食べている。入浴は介助。階段は手すりを設置し，見守りの下，2足1段で昇降可能。趣味の読書は実施。仕事として2週に1回ほど家族との移動で大学非常勤講師を務めているが，それ以外の外出や余暇活動は行えていない。

3) 目標

- 本人の希望：車の運転がしたい。近隣に買い物に行きたい。2階で料理がしたい。
- 作業療法士との目標：体調や内臓疾患に関する管理と運動の管理が併せて行えるようになり，まずは杖で屋内移動が安定する。身体機能に合わせて自分で移動できる空間を広げ，仕事，孫との散歩，買い物など楽しみの幅を広げる。
- ポイント：生活リズムの乱れや身体機能の低下が著明なため目標を小ステップにし，体力や筋力の向上に合わせて，屋内から少しずつ活動範囲を広げることを合意の目標にした。

3　作業療法の内容・ポイント（図1）

- 慢性的な廃用症状に加え，今回の入院で，さらなる筋力低下を引き起こしていると考えられた。現在も炎症反応があるが，血圧や脈，血液データ，透析データの意味に関する本人の理解や自覚は薄い。
- 屋内の日常生活活動は意欲が高く，大きな介助が必要となる場面は少なかったことから1人で可能になると予測できたが，屋外の歩行に関しては多臓器不全による体力低下と心疾患もあるため慎重に進める。
- 痛みが出ず，調子に合わせて行える下肢・体幹の筋力向上を中心とした自主練習を実施することにした。

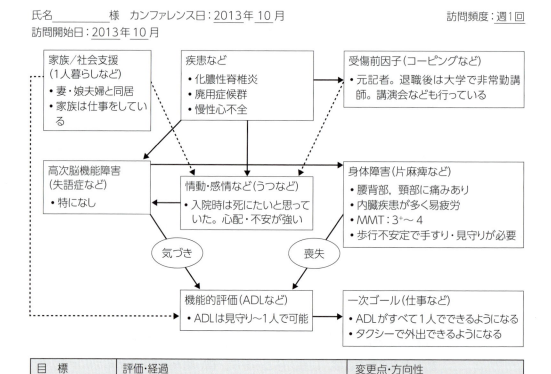

図1　初回カンファレンス

4 経過・転換時期，目標の見直しのポイント

1) 開始〜2カ月

　　　　　自分の血糖値，CRP値を透析時に確認する。基準となる値を知ってもらい管理を促した。また，血圧の数値と自分の疲労感に注意を促した。

　炎症反応が消えていないこともあり，脊柱の動きは控え，腹式呼吸での腹筋運動や，背部・臀部の筋力向上については呼吸を促し，呼吸苦と血圧の変化に留意しながら10回程度の運動から開始した。休息をとり呼吸を整えること，息を止めないことを伝えた。臥位での下肢の運動を先に行い，その後坐位，立位へと順序を決め，起立性低血圧症状が出ないよう留意した。

　体力が低下しているため，まとまった運動は難しいと考え，横になるときは下肢の挙上や股関節の内外転運動を，移動の際には立ったついでに5回スクワット運動をするなど，生活の中に細かく運動を取り入れるよう提案した。1カ月目は体調が優れないとの理由で行えないことが多くあったが，2カ月目には歩行前に行うことが日常に定着した。日常生活での活動量を必ず確認するようにし，運動が行えなくても坐位の時間を延ばすなど，活動量を徐々に上げるよう促した。

　1カ月目は居室内の歩行から玄関まで，2カ月目には杖で歩行して2階にある居間まで，手すりを使用して階段を2足1段で上がる練習を実施した。居間で時間を過ごすなど，できるだけベッドで横にならない時間を持つような生活リズムをつくることを提案した。

　この間，ペースメーカーを使用しているにもかかわらず脈が高い日がみられたため受診し，心房細動と診断され，のちにカテーテルアブレーションを施行することになる。医療的な相談も必要となり，開始2カ月より訪問看護が導入された。透析を行っているため，食事や体重に関しても看護師と相談し，管理していくことになった。

2) 3〜5カ月

　　　　　日によって脊柱の痛みがみられたため，依然硬性コルセットの装着が必要だった。CRP値は2.07mg/dL。起立性低血圧はほぼ消失した。

　作業療法士とは，痛みや血液データ，疲労感のチェックとフィードバックを行った。脊柱起立筋の筋力向上のため，コルセットを外した坐位姿勢でバランスを取りながら上肢・下肢の運動，立位練習としてスクワットや片脚立位練習を実施した。炎症反応が依然あることから，痛みを毎回確認しながら実施した。

自主練習は，移動時に行うスクワットのほか作業療法士と実施していたベッドで行う股関節周囲の挙上や内外転の運動を週2回ほど実施できるようになったので，透析日以外は継続して行うようアドバイスした．
　ADLについては，身体機能の改善に伴い，気持ちが外へと向き始めたため，居室から着替えて玄関下（道路まで階段あり）まで歩くようにしていった．階段のトレーニングでは，筋力に合わせて2足1段昇降から，手すりと杖を使い1足1段昇降を練習していった．4カ月目には，下肢股関節周囲の筋力が4～4$^+$に向上した．身体機能の回復に伴い意欲も向上し，家族史をまとめたいとの希望が出て，書斎のパソコンで執筆を開始する．モチベーションの高いこの作業をきっかけに徐々に起きている時間を延ばしたり休憩をとるタイミングをアドバイスすると，起きている時間が延び，9時間パソコンの前にいることができるようになった．体調の大きな崩れはなく，家族史は約1カ月で完成する．5カ月目には日中10時間程度，すべて坐位で過ごすことが可能となった．
　この間，2カ月目に指摘されていた心房細動に対するカテーテルアブレーションを施行．肺水腫となり救急搬送されることもあった．入院時に睡眠薬の変更があり，退院後，夜眠れなくなる，足がざわざわするとの相談を受けたため，受診をアドバイスした．薬を処方してもらい落ち着いた．

3) 6～7カ月

　脊柱の痛みは安静時は消失し，活動量により動作時痛が出現したため，依然硬性コルセットの装着が必要だった．CRP値は1.15mg/dLだった．
　作業療法士とは，痛み，血液データと疲労感のチェックとフィードバック，自主練習の実施状況とその際の疲労・痛みのチェック，ADL・IADLの確認，さらに，屋外歩行の練習を開始した．
　孫を連れて歩きたいとの思いがあったため，家から約100m離れた公園への歩行を練習した．T字杖を使い歩行は安定しているものの，5分で疲労がみられた．開始時は100mを5分かけて歩行．公園で10分休憩し，帰りはゆっくり歩くことを心がけ，6分程度で帰った．自分では，「歩けた」「しかし帰り道は足が疲れる」と評価しており，「腰は随分いい．痛まない」と痛みについても発言していた．毎回，前回の振り返りと痛みについて聞き，問題がなければ少しずつ距離と運動量を増やした．公園まで歩き，休憩時に上肢・下肢の自動運動や片脚立位のトレーニングを実施してから家に戻れるようになり，体力が向上した．公園まで行き，休憩をとり，帰りは遠回りして距離を30m程度延ばすが，途中で休憩も入れる

というように，本人の疲労感の自覚と併せて，距離と休憩を調整しながら体力向上をめざした。

歩行練習を開始して1カ月で，「自分でもできるような気がしてきた」「孫と公園まで行ったり，買い物しに行った」などの気持ちの表出，日常での活動の報告がみられた。自信もみられるようになったため，作業療法士の訪問頻度を減らし，本人に任せていく方向で話をしはじめた。

7カ月目には500mほど離れた最寄りの駅まで，途中休憩なく10分で歩行できるようになり，歩幅も広がり杖歩行の安定感は向上した。車の運転の希望が出されたため，医師の意見を聞くよう伝える。腰部の炎症，心疾患の異変や糖尿からくる低血糖も心配なため積極的には勧めなかったが，家族と一緒の外出に関しては，短距離で実施するようになった。下肢股関節周囲の筋力は4^+となり，膝の伸展・屈曲も$4\sim4^+$へと向上した。日常生活の耐久性も向上し，日中は2階の居間で過ごすことが多くなり，外出に使用することがあった車椅子は返却した。

4）8カ月〜

脊柱の痛みはほぼ消失し，硬性コルセットは痛みのないときは外すよう指示された。CRP値は0.72mg/dLとなった。

作業療法士とは，痛み，血液データと疲労感のチェックとフィードバック，自主練習の実施状況と疲労・痛みのチェック，ADL・IADLの確認，屋外歩行練習を実施した。

孫を連れて公園まで散歩することが日常的に可能となり，透析日以外は日中居間にいる時間が多く持てるようになった。最寄駅まで500mの歩行は可能となっていたが，荷物を持つと負荷が重くなることから1Lの牛乳程度にする，息が上がる前に休憩を入れる，帰り道があるため活動範囲が広くなりすぎないよう行き先は絞り心臓への負荷を上げないなど，活動の仕方を具体的にアドバイスしながら実施した。

本人からは，「このくらい歩くようにします」「痛くなったらコルセットをしたほうがいいですね」「天気が悪くなければ1日1回は外に出るようにしています」など体調面に関する客観的な発言がみられた。駅近くの店で外食したり，家族との1泊旅行も歩行で行くことができたと報告があり，車を運転し，家族と映画を観るなど楽しむ機会が増えた。階段も1足1段昇降で手すりがあれば安定して可能になった。最終的にADLは1人で行えるようになり，行動範囲や趣味活動も実施できるようになったため，人工透析日以外はBI 100点，FAI 21点となった。

筋力に大きな変化はなかったが，外出時の疲労感が減少するなど体力は向上し，疲れにくくなったため，透析日以外は活動的に生活できるようになった。透析中に足が攣るとの相談があり，疲労感が強くなければ下肢の運動として股関節の挙上や膝の屈伸運動，足首を動かす運動を実施してみるようアドバイスした。
　ケアマネジャー，家族と連絡調整し，訪問作業療法修了となった(図2)。

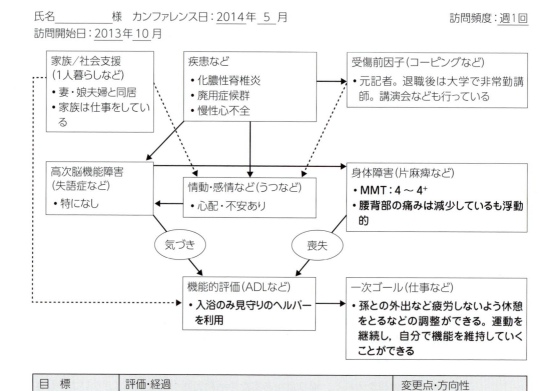

図2　最終カンファレンス

5 修了に向けたプログラム

　6~7カ月で外出練習を行い，徐々に体力がつき，歩行距離を延ばすことができた。2階の居間で過ごすなど臥床することが減り，休息をとりながら外出したり，家族と外食したり，活動的な生活に変換できたタイミングをみて，訪問作業療法の頻度を減らしていけるのではないかと考え，本人に打診した。本人からも「やれると思う」との発言があり，7カ月目の途中から頻度を調整し，隔週で訪問することにした。本人には生活リズムを乱さず活動的に毎日を過ごして体力をつける，休息をこまめに入れ疲労や痛みを防ぐ，また休息を入れながら運動・筋力トレーニングを継続することを促し，積み重ねてきたことが実施できるか確認した。

6 修了後の生活の様子

　ケアマネジャーからの報告では，その後，内臓疾患の不調で何回か入退院したが訪問療法を再開しなくても本人が自己管理できていた様子。訪問療法修了の約2年後に心疾患が原因で亡くなったとのこと。

7 まとめ

1）自己管理

　本事例では，訪問療法開始時，脊椎炎と廃用症状のほかに多臓器に疾患を持ち，自分の健康をどのように管理すべきか明確になっていない状況であった。医師から言われ，血圧と脈拍を記入しているが，その意味するところは理解しておらず，血液検査でどこを気にすればよいかも明確ではなかった。

　当クリニックでは自己管理を，健康管理，運動管理，生活リズムの構築の3要素で考えるようにしており，この事例に対してもその枠組みで管理を促した。健康管理についてはデータを取ることは定着していたので，その意味するところを伝えて理解してもらい，疲労感や痛みなどと併せてどうしたらよいか考えてもらった。心疾患については自分で脈の乱れを認識し，作業療法士や医師に相談することで早期に心房細動の処置ができた。腰の痛みについても過剰に心配することなく，状況に合わせて休憩を入れながら生活の拡大が図れたと思われる。

　運動管理については，開始当初は疲労が強いうえに重要性の理解が困難であったが，作業療法士と一緒に運動を行うことでやれる活動が増えると，併せてスク

ワットをする，横になったら下肢の挙上をするなど，細切れの運動が定着した。歩行に関しては毎回，先週の振り返りと痛みについて確認することで，本人が運動量について自覚できるように促した。本人の本来の性格や運動習慣，疲労などにより，自主練習の取り組みやすさは変わると考える。この事例では，運動に対する気持ちはあっても，まとまった運動をする体力が低下していたが，生活の中に組み込むことで定着させることができた。

生活リズムについてはもともとあまり頓着しておらず，昼夜逆転になることが多い上に，廃用症状，うつ症状や透析の疲労など，リズムをつくるのが困難な状況であった。透析の日は休むことにして，それ以外の日の日中の臥床時間を減らし，2階の居間で過ごす時間を延ばしていったり，日中孫の世話をする役割を果たすなど，本人が生活上大切と思う活動を中心にリズムの再構築を果たすことができたと考える。

2) 役割獲得

車の運転がしたい，近隣に買い物に行きたい，2階で料理がしたい，と本人が希望を出していたが，その理由について話を掘り下げると，すべて孫や家族のために行いたいことがわかった。体調の良いときはできるだけ孫や家族のための活動にあてたいと考える本人を支えるため，作業療法士は本人のやりたいことを明確にし，介入した。

「近隣への買い物」は孫と一緒に行き，好きなものを買ってやりたい様子だったため，まずは孫と遊びに行ける近くの公園を選択し，歩行練習を開始した。その結果，自信がつくと同時に希望していた孫との外出を果たすことができ，孫も祖父との外出を喜んだ。それがさらなるモチベーションとなり，生活リズムの改善や，運動管理の向上につながる好循環を生んだと思われる。孫と一緒に近くのスーパーで買い物をしたり，駅近くの行きつけの洋食店で家族と外食したり，車を運転して家族と映画を観に行ったり，家族史をまとめたりと，本人が望む祖父の役割を果たすことができるようになったのではないか。また，それが自分の健康管理，運動管理，生活リズムの構築の上に成り立っていることを理解し，調整できるようになったのではないかと考える。

4章 事例紹介

14 段階的な理学療法と多職種協働により近所歩行まで可能になった事例

大島 豊

1 対象者の概要

- 対象者：80代，女性，要介護4。
- 診断名：C型肝炎関連肝硬変。
- 経過：入院前の屋内移動は独歩，屋外歩行は見守りで近所歩行可能だったが外出頻度は少なかった。2014年1月下旬に見当識障害，歩行障害，構音障害にて入院となる。肝性脳症と門脈血栓症と診断され，治療を行う。入院中にウイルス性髄膜炎を併発し，入院期間が延び，7月上旬に自宅退院となる。退院前の歩行は平行棒内で可能，片手すりでは軽介助にて30mを2回可能な状態で，歩行器歩行は難しいという説明を受けていた。退院後，屋内を手すりで歩行できるようになり，屋内歩行能力を向上できないかとケアマネジャーより相談があり，自宅退院2カ月後の9月中旬より週1回の訪問理学療法が開始となる。
- 既往歴：肝細胞がん。肺高血圧症。
- 家族構成：マンションで1人暮らし。同マンションに娘世帯が住んでいる。
- 生活歴：もともと茨城に住んでいたが，数年前に東京の娘と同じマンションに引っ越してくる。

2 初回評価と当初の目標・ポイント

1) 全体像

朗らかで，何事にも真面目に取り組む印象である。自立心が強い。屋内歩行は手すりで可能であるが，トイレ以外は1人で移動できない。

2) 初回評価

- 痛み：なし。
- 浮腫：両側下腿から足部にかけて軽度にみられる。

- ROM：大きな制限はなし。
- MMT（右/左）：膝関節周囲4/4，股関節周囲筋4/4。
- 起居動作：起き上がり可能。坐位保持可能。立ち上がりは手すりを使用し可能だが，体幹動揺があり，手すりを把持していないと不安定。
- 移動：退院時にベッドサイドからトイレまでの導線にベストポジションバーとタッチアップ手すりを多数設置し，それを伝っての歩行は可能。それ以外は車椅子介助となっている。
- ADL：トイレには，日中は手すりの伝い歩きで行き，夜間はポータブルトイレで対応。入浴は，通所介護や自宅でヘルパー介助で行う。

3）目標

- 本人の希望：屋内歩行が安定する。
- 理学療法士との目標：屋内歩行が安定し，手すりでの歩行から歩行器歩行が可能になる。自宅退院後，通所介護の利用や自宅内の手すりでの歩行を継続し歩行能力が向上していることから，歩行器での歩行が可能になると考えた。

3 理学療法の内容・ポイント（図1）

- 屋内歩行は歩行器歩行練習を行い，安定した段階で家族や多職種と連携していく。自宅内では家族やヘルパーと一緒に，また，通所介護利用時の施設内移動で歩行器歩行を行ってもらい，歩行機会を増やして歩行能力と体力の向上を図る。
- 屋外歩行練習は，マンション廊下から始めてエントランス，道路へと段階的に距離を延ばしていく。本事例では内部疾患もあり，酸素飽和度や脈などをモニタリングし，リスク管理しながら行う。療法を積み重ね，歩行能力や体力の向上を図り，どの程度の歩行距離が適切なのか判断していく。

4 経過・転換時期，目標の見直しのポイント

1）1〜3カ月

訪問頻度は週1回。理学療法士とは，徒手抵抗での股関節周囲筋を中心に下肢筋力強化練習を各10回行い，立位でスクワット，腿上げ，片脚立位，フリーハンドでのバランス練習を行う。また，手すりでの歩行から歩行器歩行へ移行する目的で，前方手引き介助にて歩行練習を行う。

4章 事例紹介
14. 段階的な理学療法と多職種協働により近所歩行まで可能になった事例

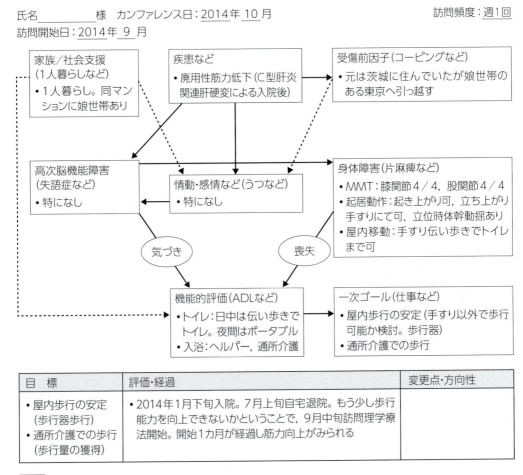

図1 初回カンファレンス

　自主練習は，訪問開始1カ月後に提案する。理学療法士とも行っていたブリッジ，スクワット各10回を朝夕行うように助言する。翌週訪問時に自主練習後の下肢や体幹筋の痛みはなく，通所介護や日常の生活においても疲労の影響はなく毎日行えていることを確認して，2カ月後に回数を20回に増やす。さらに痛みや疲労はなく筋力が向上しているので，運動量を増やし，ベッドでのブリッジ，立位のスクワット，足踏みを朝夕行うこととする（表1）。

表1 自主練習メニュー

①ベッド上にて臀部を上げる
　20回×2セット
②ベッド上にて臀部を上げ10秒止める
　5回×2セット
③立位にて膝の屈伸
　20回×2セット
④立位にて足踏み
　20回×2セット

本人が真面目に取り組む性格であると理学療法士も判断して，カレンダーを渡して行った日をチェックするようにし，3カ月後には自主練習が定着する。
　自主練習も行えて下肢筋力が4$^+$レベルに向上し，手すり歩行時に手すりを持つ力を緩められ，前方介助での歩行も上肢に頼る力が減少して，3カ月目には歩行器を導入して歩行練習を開始し，軽介助から見守りで行えるようになる。

2) 4〜6カ月

　理学療法士とは立位練習を継続して，歩行練習を行っていく。歩行器歩行では，実際のトイレ移動・動作について，歩行器を止める位置やドアの開閉，出入りなどを練習していく。5カ月目に歩行器歩行の機会を増やす目的で，娘やヘルパーがいるときに歩行器歩行見守りでトイレへ行くことを本人，娘，ケアマネジャーに提案し，行っていく。6カ月目には娘やヘルパーとの歩行器歩行が安定し，定着する。
　サービス担当者会議にて，ベッドからトイレまでの歩行器歩行が安定したことを報告し，日中1人で歩行器によるトイレ移動・動作を行うことにする。それに伴い，今まで設置していた手すりを部分的に外す。さらに，歩行量を増やす目的で，通所介護利用時のトイレ移動を歩行器で行ってもらうことにする。このとき，娘より新たな希望として「マンションエントランスまで歩行器歩行できるようになり，通所介護の送迎時に車椅子から歩行器歩行へ変更する」ことが提案され，本人も同意した。理学療法士も，通所介護での歩行器歩行量が増えることで歩行器歩行が安定すると予測して，訪問理学療法の目標とした。
　自主練習の内容に変更はなく，通所介護利用時を含めて毎日行うことができている。カレンダーでの自己チェックも継続できている。

3) 7〜10カ月

　通所介護利用時のトイレ移動を歩行器歩行へ変更し歩行量が増えたが，下肢や体幹筋の痛み，翌日に影響する疲労はみられていない。屋内歩行器移動も安定して転倒もみられていない。理学療法士とは立位練習を継続し，歩行練習を行っていく。立位能力も向上し，体幹動揺はあるがフリーハンドで立位保持が可能となる。
　7カ月目より，マンション廊下での歩行器歩行練習を開始する。同階フロアでの歩行は見守りで可能になる。8カ月目より，エレベーターに乗りエントランスまで歩行器歩行を始め，自室からエントランスまでの一連の動作を行えるように練習する。靴の着脱・玄関のドアの開閉と出入り，カギの開閉，エレベーター

操作，エントランスのオートロック操作など，初めは理学療法士が手順や方法を助言しながら行っていく。10カ月目には見守りで，エントランスまでの一連の動作を含む歩行器歩行が可能となる。本人，娘，ケアマネジャーに説明し，サービス担当者会議で，通所介護送迎時に歩行器でエントランスまで行き，送迎車に乗り，車椅子なしで過ごす日を疲労も考慮して，通所介護を月4回利用するうち1回設けることを決める。送迎車の乗り降りが大変だったため，階段昇降練習を追加する。

　自主練習は，同じメニューで継続している。

4) 11～13カ月

　理学療法士と立位練習を継続しながら，マンションエントランスまでの歩行器歩行と階段昇降の練習を行っていく。屋内歩行器歩行は安定し，トイレ以外にキッチン周囲でも動けるようになっている。エントランスまでの歩行器歩行による一連の動作や送迎車の乗り降りも安定する。

　13カ月目のサービス担当者会議で，屋内移動は歩行器で安定し，エントランスまでの一連の動作も見守りにて可能となり，おおむね目標は達成して訪問理学療法は修了する方向を伝えたが，娘から新たな希望として「眼科や歯科への通院を歩行器歩行で行う」ことが挙がり，本人も同意する。理学療法士も屋外歩行は近距離であれば可能と判断して，訪問理学療法の目標とする(図2)。眼科までは片道20m，歯科までは220mあり，どこまで歩行距離を延ばせるか，眼科入口の段差昇降を含む屋外歩行の評価・練習を行うことにする。また，内科的なリスクもあり，どの程度屋外歩行距離が延びるかは練習しながら判断し，220mまでは難しいこともあると本人・家族には伝える。

　自主練習は11カ月目に筋力向上し，ベッド上のメニューは中止し，立位練習を中心に修正する(表2)。

　スクワット，立位にて足踏み，足上げを20回2セット，片足バランスを10秒3セット，手すりに摑ることができる位置で1日2回行う。痛みの出現はなく，カレンダーでの自己チェックも継続できている。

5) 14～20カ月

　理学療法士とは立位練習を継続しながら，屋外歩行練習を行う。眼科への通院は，初めは車椅子介助で行き，段差昇降の方法を検討して練習していく。屋外用歩行器を導入し，眼科までの歩行練習を行っていく。15カ月目に家族と一緒に

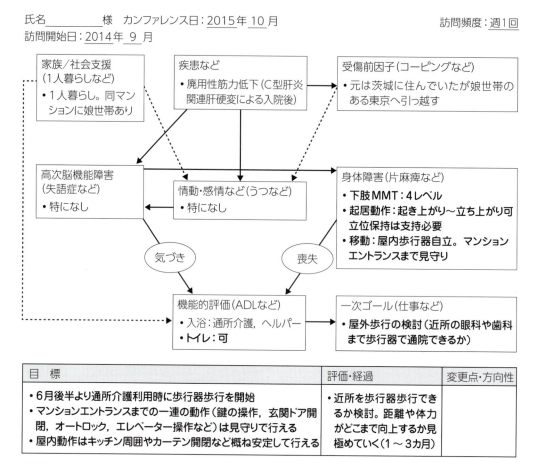

図2 サービス担当者会議

表2 自主練習メニュー

① 立位にて膝の屈伸
　20回×2セット
② 立位にて足踏み
　20回×2セット
③ 立位にて足を後ろに上げる
　20回×2セット
④ 片足でバランスをとる
　左右10秒×3セット

　　眼科まで歩行器で歩行し，段差昇降の手順を伝えながら実際に行ってもらい，家族とも行えることを確認する。
　　片道220mの歯科への通院を想定し，屋外歩行距離を延ばす練習をしていく。

片道40mから始める。屋外歩行練習は，天候の影響もあり毎回行えなかったが，15カ月目から5カ月間実施した。息切れや疲労感が強く，リスク管理のため酸素飽和度を計測しながら慎重に行っていく。酸素飽和度は，安静時の98％から89〜90％まで低下する状態で，歩行距離は片道60mまでしか延びず，歯科までの屋外歩行は実際には難しく，車椅子介助での移動が妥当ということを本人と確認し，娘とケアマネジャーに説明する。

20カ月目にサービス担当者会議で，次月に訪問頻度を隔週にして，訪問理学療法を修了とすることを決定する。

自主練習は同メニューを継続している。

6) 21カ月

理学療法士は，本人と自主練習内容を再確認する。屋内歩行器歩行やマンションエントランスまでの歩行器歩行を確認し，修了となる。

5 修了に向けたプログラム (図3)

歩行能力の向上に伴い，新たな希望が挙がり，本人・家族の同意の下，訪問理学療法の目標も段階的にレベルアップしていった。目標に合わせて，プログラムも実践的な内容を行っていった。

13カ月目のサービス担当者会議で，新たな希望として「眼科や歯科への通院を歩行器歩行で行う」ことが挙がり，実現可能かどうか見極めていく。眼科までの歩行や段差昇降は可能であったが，歯科までの歩行は，数カ月の練習を積み重ねた結果，息切れや疲労感が強くみられ，現状の身体機能では実現が難しいと判断し，本人・家族も納得して訪問理学療法の修了につながった。

6 修了後の生活の様子

修了1カ月後に訪問。転倒することなく過ごしている。屋内歩行器歩行も安定し，マンションエントランスまでの歩行器歩行も通所介護月4回利用のうち1回継続できていた。自主練習も継続できていて，生活リズムも安定している。

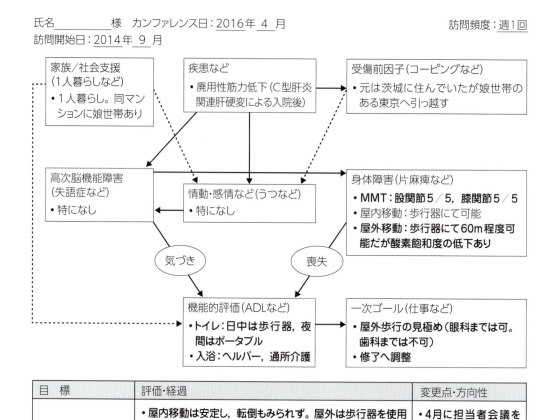

図3 最終カンファレンス

7 まとめ

1) 自主練習

　　自主練習は訪問開始1カ月後に提案し、翌週訪問時の下肢・体幹筋の痛みや翌日、1週間後の疲労感をみながら、各運動を10回から20回へ、さらに20回を2セットにするなど徐々に回数や運動の種類を増やしていき、3カ月後には定着する。自主練習メニュー表とチェック用カレンダーを渡して自分でチェックしてもらう習慣はすぐに定着した。初めは訪問時に一緒に行っていたメニューから行ってもらい、運動方法を確認していった。確認するときには実際に行ってもらうことが重要である。本人が行うとスピードが速くなったり方向がずれることがあ

り，修正が必要である。11カ月目には立位練習を中心としたメニューへ修正する。21カ月目には自主練習内容を最終確認して修了となった。

修了にあたり，本人と今までの経過を振り返る中で，自主練習をどのような思いで継続してきたか聞くと，本人は「早く良くなるためには自分でもやらなくては，という思いはありました。通所介護から帰ると疲れて億劫なときもありますが，1回休むと癖になると思い，行っています。自分の信念を貫くということですかね。自主練習は継続していくつもりです」と話していた。

本人は真面目に取り組む性格であり，理学療法士訪問時以外の自主練習の取り組みの重要性を理解して，主体的に取り組んだことが身体機能の向上，目標のステップアップにつながっていったのではないかと考える。

2) 新たな目標の確認と見極め

訪問理学療法開始当初は，屋外歩行が行えるまで予後予測することはできなかった。本人が主体的に自主練習に取り組んだことで，身体能力の向上につながった。また，目標達成ごとに担当者会議で療法の修了を提案していたが，新たな希望が挙がり，それに対し理学療法士も能力向上を予測して目標として継続していった。掲げた目標が実現可能かどうか，見極めていくことが必要である。また，本人・家族，ケアマネジャー，通所介護，ヘルパーとも，サービス担当者会議で本人の状態を共有して，目標を確認し，実現可能かどうか話し合うことが重要となる。訪問理学療法だけでなく，通所介護など多職種協働により，歩行器歩行の練習量を増やすことができ，歩行能力が向上した。

内科疾患を呈する高齢者であっても，本人の自主練習への主体的な取り組み，理学療法士の予後予測や目標の見極め，多職種協働があったことが，当初の予想を超える身体能力向上につながったと考える。

5章
他事業所との関わりと地域活動

5章 他事業所との関わりと地域活動

中島鈴美

　在宅生活者においては，訪問療法と併用して通所サービス，訪問介護を利用する人も多い。その人の生活を見ていくうえで，療法士との自宅での場面以外に，他サービスでの会話の様子や状態など情報交換，提供が重要となる。2018年度の介護報酬改定では，通所介護との協働において，事業所と連携して作成した計画に基づく助言が評価された。

1　他事業所との情報の共有

　当クリニックでは，必要に応じて通所サービスを提供する施設へ出向き，訪問療法で積み重ねた立位や歩行に関する練習を，トイレや入浴，食事の場面を利用して取り入れてもらえるか相談するようにしている。例えば，トイレや入浴時に立ち上がりを数回，または立位保持を数十秒行う，食事前に姿勢を修正するなど，どの場面なら取り入れることができるか相談，提案することが必要である。通所介護では，個別に関わることの難しさはあるが，その経過を担当者会議などで本人を交えて共有することが，プログラムの見直しや，新たに協働する具体的な内容について，本人も理解した取り組みにつながる。訪問介護と，サービス時間を共有することは難しい状況もあるが，訪問が始まる時点で，どのように進んでいくか関係サービスと共有合意できていることが望ましく，状況の変化に関する情報交換は重要となる。その意味でも，担当者会議において，療法士から見た評価や今後予測される能力についての報告が重要となる(9頁参照)。

2　地域活動との関わり

　地域活動においては，介護予防，自立支援の推進から，要支援者など高齢者を対象にした介護予防教室などとの関わりも増えている。運動や体操を提供する存在にとどまらず，参加者がやりたいこと，興味を持つことなど，住民が主体とな

1) 支援のあり方

　一般的に，介護予防教室は一定の人数を対象とし，介護予防に必要な体操指導を行うが，その際，療法士は参加者に，生活を意識して運動を行うことなどを，個々の身体の特徴を通し療法士の視点から助言することが重要である。

　例えば集団での体操の際，肩の動きに不自然さがある場合，洗濯など家事動作に支障はないか聞き取り，具体的な場面を想定し運動時の注意点を助言する。また，体力テストの結果と行動範囲・外出頻度を照らし合わせ，相違がある場合はその要因の説明と助言を行う。集団の中においても，動作場面や発言に変わったことがないか，個別の状態を把握し助言する関わりが重要である（表1）。

　住民との地域活動では専門職が中心となる活動ではなく，参加者による運動のリーダー，連絡係など役割を担ってもらう自主的な運営に向けた働きかけが重要で，療法士など専門職が中心にならないよう，2歩，3歩下がった後方支援の立ち位置で支援する配慮が必要である。住民による自主活動は，参加者，内容が固定的になるなど継続する難しさもある。情報交換や報告会など発表する機会や，住民が主役となる場を企画することも必要である。また，療法士は新たな興味ある活動を提案するなど相談に乗り，活動が継続・展開するためのあと押しをする必要がある。

2) 集まりの場所づくり

1　地域の集まりの場所をつくりたい

　当クリニックは，40年ほど前に建てられた都営住宅の近くに位置し，住宅の老朽化に伴い，建て直しが計画され現在も進行中である。その間，転居を余儀なくされ，そのまま転居する人，建て直しの終了後に戻ってくる人など様々である。

表1　住民主体の地域活動への理学療法士の関わり

- 住民が主体となる活動への後方支援
  - 専門職への依存→住民主体的なものに
- 集団の中で個別の特徴をつかむ
  - 体力テストや運動時の様子から，日々の気になるところと結びつける（姿勢，痛みなど）
  - 役割を持つ（リーダー，世話人など）
- 運動の意味と生活の不便さを結びつける
  - 個人が意識する点を助言する

住民の高齢化も進み，長年住んでいる人とのコミュニティも希薄になりつつある。

そこで，地域包括支援センターにおいて，外部との交流が少なくなり介護保険サービスともつながっていない都営住宅および周囲の住民が集まることができる身近な場所をつくれないかと町会，民生委員，社会福祉協議会と話し合いをもちかけたところ，町会でも，建て直しに伴うコミュニティの変化に，「集まりの場所」をつくれないかと思案中だったことがわかり，その一歩が踏み出された。

2 経緯

この地区では，地域包括支援センターを中心に，周辺地域の介護保険事業者で「かるがも's」（図1）という世話人会を構成し，年に数回，関連機関，町会，民生委員と地域包括会議を開催している。入院から退院後の在宅への連携，また在宅生活が困難になったときの支援などをテーマにし，各事業所の役割，関わりについて事例を通してグループワーク，町会，民生委員の活動紹介などを企画している。

当初は，ケアマネジャーを中心とした集まりだったが，民生委員の活動を知る機会を設けた頃から，民生委員・町会とのつながりが深まった。その中で，都営住宅の現状を聞き，介護保険サービスに頼らずに生活している人，地域との交流が少ない人への支援として，住民が集まる場所づくりの必要性が指摘された。

3 具体的な内容

地域の集まりの場所づくりにおいて，参加者である住民にとって専門職の存在には，いろいろやってもらえるという期待がある。最初の話し合いでも，かるがも'sの地域包括職員，そのほか在宅サービス関係職種の支援があることから，「何をしてもらえるか」という期待が大きかった（表2）。このとき支援者側から，「こんなことはどうですか」と提案すると，「そうしましょう」というように住民は依存的になり，支援者が主体となる。住民がどのようなことをやりたいか，どんな集

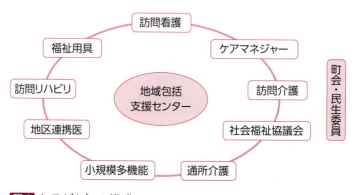

図1 かるがも'sの構成

表2 立ち上げ時からの地域活動への関わり

- 住民は「どんなことをしてもらえるか」の意識（依存）
  ・どんなことがしたいか，の意識へ（地域包括が主のプログラムでは先細り）
  ・支援者は"後方支援者"との位置づけ
- 主体の確認
  ・町会，団地の人がやりたいことを出し合う
- 最初は興味をひくプログラムがあるとよい
  ・体力測定の実施（民生委員が測定に協力）

まりの場所にしたいか意見を出し合うことが重要で，住民の意識を高めることにつながる。支援者は，ともに考える後方支援者という立場であり，住民が主体となって進めていくことが重要ということを伝えた。

町会から，「このような企画に興味を持ってもらうには，初回はイベント的なプログラムがあるとよい」という声が上がった。高齢者向けの介護予防教室などで行われる体操などが提案されたが，理学療法士から，まずは自分の体力を知る機会として体力測定を提案し，初回プログラムに取り入れることになった。

立ち上げ前に運営方法や役割，プログラムなどを話し合う機会を設けるが，課題について住民から状況などを聞き取り，意見交換し，住民が主体となって進め方について合意しておくことが重要である。

その後，会の名称，イベントの頻度・内容，会場準備など地区社会福祉協議会，町会，民生委員が中心となり進行している（図2，3）。

体力測定は，町会が分担して行うことから，握力，片足立ち，Timed Up & Goの3種類とし，開始時に方法について説明を行った。当初，初回のイベントと捉えていたが，毎月，体力測定のコーナーをつくり希望者に測定している。理学療法士は月1回，30～40分滞在し，体力測定の一部を担い，測定結果によって，普段の生活状況を聞き取り，取り入れる運動を助言している（図4，表3）。

この会の発足以来2年が経過しているが，毎回30数名が集まり，大正琴，折り紙など得意なことの披露，夏には盆踊りの練習，冬には鏡開きなどのほか，数カ月ごとに10分程度，歯科医，介護職，理学療法士から講話などを行っている。筆者は現在も同様の立場で参加しているが，会の参加者から，体力測定の結果と，必要な運動など普段気をつけることについて助言してほしい，体力測定の意味などを学習したいといった要望が出ている。個別相談の対象候補など準備は会に任せ，数名ずつ相談に応じて，体力測定の結果を基に生活の中で行う運動や注意点について助言し，数カ月ごとに経過をフォローしている。

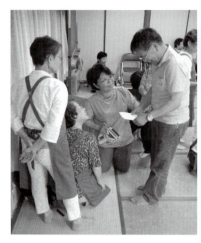
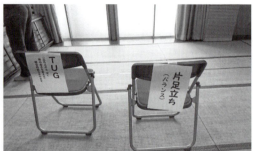

図2 体力測定，準備体操は住民が中心となり行う

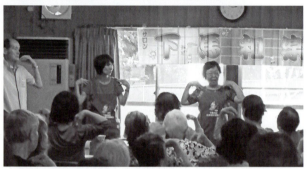

図3 夏に行われる盆踊りの練習

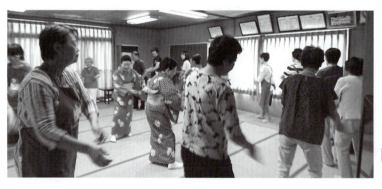

図4 体力測定の結果表

> **表3** 体力測定
>
> - 毎月，住民が測定し，測定表を作成（個人用）
> - 理学療法士の役割
>   ・測定が意味することと測定方法の説明
>   ・月1回，40分程度参加
> - 体力測定についての今後の関わり
>   ・住民は結果を踏まえ，普段気をつけることを知りたい
>   →理学療法士は結果表をもとに助言

3）既存の集まりとの関わり

1 地域包括支援センターからの相談

　　地域の高齢者やその家族を対象に，介護予防の普及啓発を目的に月1回，2時間程度，地域包括支援センターが企画するいきいき講座で，近隣住民に限らずバスを利用して通う90代後半の人もいる。長年の開催で，住民の「区の講座だから参加している」という受け身的な参加になっていることから，自らの健康づくりに向けた主体的な参加に転換したいと，新たな視点からの助言を依頼され，関わりが始まった。

2 具体的な内容

　　参加者15〜16名のうち数名は介護保険認定を受けているが，ほとんどは非該当の状態で日常生活は自立している。しかし，膝痛，腰痛などの痛みの症状があり，整形外科などで治療を受けている。講座で集団での運動を続けている中で，個人ごとに痛みを改善する運動を取り入れることを提案し，参加者から痛みや気になる部位などについて聴取し，併せて体力測定を行って症状と照らし合わせ，参加者が運動について理解できるようにすることから見直しを始めた（表4）。筆者は痛みなどと関連のある部位の筋肉の働きと運動についてテキストをつくり，何となく動かす場合と動いている部位を意識して行う場合とでは運動の効果が違うことを説明した。体力測定結果は，全国平均，講座参加者の平均，個人の結果を比較できるよう表にし，自分の体力について意識化できるようにした。

　　その上で，膝の痛みがある人には膝の運動のリーダーになってもらうなど，運動の部位ごとにリーダーを決め，進行をお願いした。運動の意味を理解し，自己管理ができるようになることを意図としたためである。運動のリーダーがテキスト中の自分の担当箇所を声に出して読み上げることから始め，不明な点について助言することを理学療法士の役割とした（表5）。

　　筆者は，初めの1年は2カ月に1回の頻度で出席し，事前に参加者の運動に対

表4 既存グループへの関わり

- 地域包括支援センター企画
  ・いきいき講座月1回開催，15〜16名参加
- 近隣地域からバス利用，徒歩で自主参加
  ・7〜8年通う人もいる
  ・受付など役割を分担している
- 理学療法士の関わり
  ・年数回，1回，2時間程度協力
  ・運動メニューに変化をつける
  ・自主化に向けての支援

表5 理学療法士からの提案

- 体力テストで自分の体力を知る
- 定期的に体力測定し，結果を見える化
  ・全国平均，講座参加者平均，個人結果を記録
- 個別に，重点的に行う運動を知る
- 筋肉の働きと運動を学び，運動のリーダーになる
- リーダーは運動のテキストを読み上げて行う
- 理学療法士は数カ月ごとに参加
- 次年度やってみたい行事を参加者が出し合う

する意識の変化などについて，地域包括支援センターの職員と打ち合わせを行った。翌年からは年に数回とし，体力測定と運動について確認し，筆者が参加する機会は少ないが，運動時の様子を見てその場で助言している。その際に，筆者からの声かけに限らず，参加者から運動の出来具合いや変わったことについて声をかけあっていることが自信にもつながっているように感じた。理学療法士や周囲の「変わった」という評価が自信を持つきっかけになる。年度末には，次年度にやってみたいことを皆に挙げてもらい，実現できそうなことを企画することとした。普段の買い物などとは違う，仲間との外出や喫茶店でお茶を飲むなどの希望が多く挙がり，次年度のプログラムとして取り上げることとなった。長年，職員が誘導して進めてきた流れを変えるのは難しいが，参加者が役割をもち，また希望を取り入れるなど内容が変化している。職員が適宜サポートしながら，時間中は，自由な雰囲気で進行している。

　ここで気づいたことは，日常生活で痛みなどがありながら，なんとかサポートを受けずに生活できている人に対して，運動に関する個別の注意点を理解し，生活の中に取り入れてもらう，また，集まった際に注意喚起するなどの関わりにより行動変容も期待できるということである。

一例として，Aさんは長年，脊椎の変形により姿勢が良くならないとうつうつとしていたが，理学療法士が座ったときの重心移動など，わずかな動きを取り入れるよう助言し，運動時に本人の正面に位置し，姿勢への注意を促すことを心がけた。わずかな時間で姿勢への意識に変化が生じ，周囲の人からも「変わった」という声がかかった。予想外だったのは，同じ団地に住む気になる人の見守りに行ったというエピソードを聞いたときだった。もともと，他者を気にかける性格だったが，周囲の声で自信がつき，その気持ちの変化が行動を起こすきっかけとなり，思いがけない行動に至ったことに職員も驚いていた。

　また，参加者が主体的に行動，発言する環境へ展開していくには，参加者がそれぞれ役割を持ち，参加者の声を聞き出す試みも必要ということである。次年度のプログラムとして外出の希望が多かったことは意外であったが，これは日常と違う環境への興味を現している。このように参加者に声を上げてもらう流れに進めていくには，職員が誘導しすぎないよう参加者に任せてみるという，職員の意識転換も必要になる。

6章
訪問療法実績報告

6章 訪問療法実績報告

大島　豊

2017年度に当クリニックが訪問療法で関わった利用者101名について以下に述べる。

1 利用者内訳

1) 性別

訪問療法利用者101名の男女比は，男性53名（52％），女性48名（48％）であった（図1）。

2) 年齢別

年齢別では，30代4名（4％），40代5名（5％），50代10名（10％），60代15名（15％），70代29名（28％），80代28名（28％），90代10名（10％）であった。
全体をみると70代以上の割合が66％と多くを占めている。さらに90代の割合が10％あり，高齢であっても訪問療法により，身体能力やADLが向上する可能性を考えて関わる必要性がある（図2）。

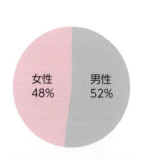

図1 2017年度：利用者全体（n＝101）男女比
（2017.4.1～2018.3.31）

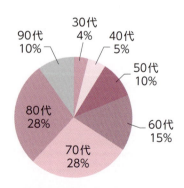

図2 年齢別（n＝101）

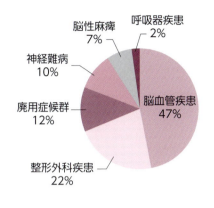

図3 疾患別（n=101）

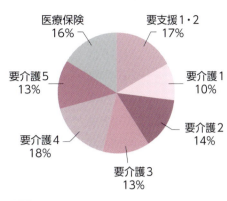

図4 介護度別（n=101）

3）疾患別

　　疾患別では，脳血管疾患48名（47％），整形外科疾患22名（22％），廃用症候群12名（12％），神経難病10名（10％），脳性麻痺7名（7％），呼吸器疾患2名（2％）であった。脳血管疾患の割合が半数を占めるが，これには退院直後から関わっている利用者だけでなく，訪問療法を継続している利用者も含まれる（図3）。

4）介護度別

　　介護度別では，医療保険を含めて大きなバラツキはみられなかった（図4）。要支援1が4名，要支援2が13名（合わせて17％），要介護1が10名（10％），要介護2が14名（14％），要介護3が13名（13％），要介護4が18名（18％），要介護5が13名（13％）となっていて，要介護3～5で43％を占めている。医療保険対象は16名（16％）であり，頭部外傷や脳性麻痺が多く含まれる。

2　継続・修了・終了割合

1）継続・修了・終了割合

　　2017年度の利用者の継続・修了・終了の割合は，継続66名（65％），修了23名（23％），終了12名（12％）であった（表1，図5）。
　　ここで述べる修了は身体機能向上や通所サービス，地域活動などの社会参加が可能となり，目標を達成して訪問療法を修めた者，終了は永眠や施設入所などで訪問療法が終わった者を示す。

表1 2017年度：利用者全体（利用開始年度別内訳）

	継続（66名）	修了（23名）	終了（12名）
2011年度	9	1	
2012年度	7		1
2013年度	3	1	3
2014年度	8	1	1
2015年度	10	5	1
2016年度	10	6	3
2017年度	19	9	3

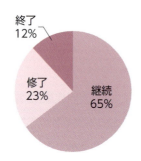

図5 継続・修了・終了割合
(n＝101)

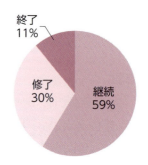

図6 訪問療法開始3年未満：
継続・修了・終了 (n＝66)

2）年度別

　2015～2017年度に利用を開始した66名のうち，継続は39名（59％），修了は20名（30％），終了は7名（11％）であった（図6）。利用者全体と比較して修了の割合が高くなっていた。

3　継続者内訳

1）年度別

　2011～2017年度の利用者のうち，継続66名の年度別内訳をみると，2011～2014年度に利用を開始した者が27名（41％）に上り，長期に継続している（表1）。

2）疾患別・介護度別

　疾患別では脳血管疾患31名（47％）が最も多く，次に整形外科疾患14名（21％）となっている（図7）。

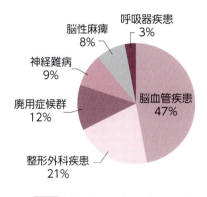

図7 継続者：疾患別 (n＝66)

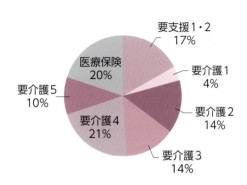

図8 継続者：介護度別 (n＝66)

介護度別にみると，要介護4・5が21名（31％）と多く，次に医療保険対象が13名（20％）となっている（図8）。医療保険対象は，若年者の重度の頭部外傷や脳性麻痺が占めており，自己管理が十分にできない，二次的機能障害が予想される人では，長期の関わりを要している。

3) 訪問頻度

訪問頻度は，週1回が32名（48％），週2回が19名（29％），隔週が9名（14％），月1回が4名（6％）となっている（図9）。

高次脳機能障害を呈する場合や障害が重度の場合や90代の高齢者，自己管理が行えない人では，訪問頻度を調整しながら長期的に関わる必要性がある。継続者のうち頻度を調整し隔週や月1回に減らして対応している人は長期的なかかわりの必要性を検討しながら継続している。重度な障害，高次脳機能障害，高齢者など自己管理が十分に行えない場合でも本人が自己管理を行える部分を促しながら関わっていく。また，新たな展開が図れずに長期に継続していたり，頻度の調整が難しい利用者もいることは現状の課題として挙げられる。

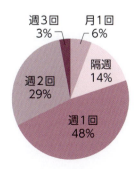

図9 継続者：訪問頻度 (n＝66)

4 修了者内訳

1) 疾患別

2011～2017年度の利用者のうち，修了23名の年度別内訳をみると2015～2017年度に利用を開始した者が20名（87％）となっている（表1）。疾患別にみると脳血管疾患11名（48％），整形外科疾患6名（26％），廃用症候群3名（13％），神経難病2名（9％），脳性麻痺1名（4％）であった（図10）。

2) 介護度別

介護度別では要支援1・2が5名（22％），要介護1が5名（22％），要介護2が6名（26％）と，比較的要介護度が低い利用者が合わせて70％を占めていた（図11）。

3) 修了までの期間

修了までの期間は，利用者全体の平均で18.7カ月であった。疾患別にみると，脳血管疾患では平均17カ月，整形外科疾患では平均7.3カ月，廃用症候群では平均10.4カ月であった。

整形外科疾患や廃用症候群は身体機能向上に伴い，比較的訪問療法を修了しやすい印象である。しかし，運動麻痺などの後遺症が残存する脳血管疾患であっても訪問療法を修了する割合が増えており，4～10カ月で修了したケースもあった。

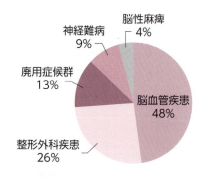

図10 修了者：疾患別（n＝23）

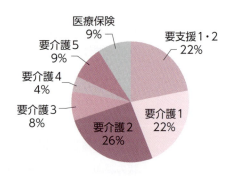

図11 修了者：介護度別（n＝23）

5 疾患別・介護度別の継続・修了・終了割合

1) 疾患別

　　　疾患別に継続・修了・終了の割合をみると，脳血管疾患48名では継続31名(65％)，修了11名(23％)，終了6名(12％)であった。整形外科疾患22名では継続14名(64％)，修了6名(27％)，終了2名(9％)であった。廃用症候群12名では継続8名(67％)，修了3名(25％)，終了1名(8％)であった。神経難病10名では継続6名(60％)，修了2名(20％)，終了2名(20％)であった。脳性麻痺7名では継続5名(72％)修了1名(14％)，終了1名(14％)であった。呼吸器疾患2名は継続であった。

　　修了者の割合をみると，整形外科疾患が27％と最も多く，次に廃用症候群25％となっている(図12)。脳血管疾患でも23％修了している。継続者の割合はどの疾患も約60％でバラツキはみられなかった。

2) 介護度別

　　　脳血管疾患48名のうち介護度別に継続，修了をみると(図13)，継続31名のうち要介護3～5の占める割合は約55％と，介護度の高い人が多かった。修了11名のうち要介護3～5の占める割合は27％，医療保険の占める割合は18％と，比較的介護度の高い人や医療保険対象者も修了できていた。

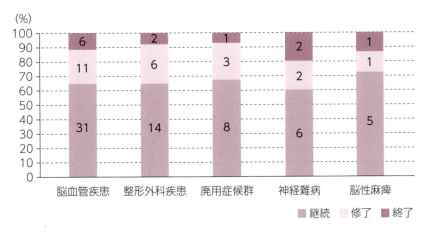

図12 疾患別：継続・修了・終了割合

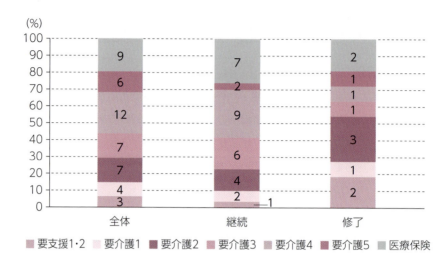

図13 脳血管疾患：継続・修了介護度別割合（n＝48）

6 まとめ

　当クリニックでは2011年から訪問療法を行っており，訪問療法の修了に向けて試行錯誤を繰り返してきた。訪問開始3年未満の修了が30％となり，取り組みが成果につながってきた。今後は，修了者をどのようにフォローアップするかが課題と考えている。

　継続する必要がある利用者の場合は，状態に合わせて訪問頻度や時間を検討しながら関わることが重要である。

索引

■ 数字 ■

4大徴候　*76*
4点杖　*46*
　──歩行　*116*

■ 欧文 ■

A

ADL（activities of daily living）*2, 22, 23, 46, 51, 60, 78, 115*
　──練習　*70*

B

BI（Barthel Index）*78*
BIT（Behavioural Inattention Test）☞ 行動性無視検査
Brunnstrom Test ☞ ブルンストロームテスト

C

CAT（Clinical Assessment for Attention）☞ 標準注意検査法
CDCT（Compound Digit Cancellation Test）☞ 複合数字抹消検査
CI療法（constraint-induced movement therapy）*103*
clasp-knife response ☞ 折りたたみナイフ現象
compression hip screw法　*64*

D

drunken gait ☞ 酔っぱらい歩行

E

Ender pin固定法　*64*

F

FAB（frontal assessment battery）*122*
FAI（Frenchay Activities Index）*78*
FIM（Functional Independence Measure）*78*

H

HDS-R ☞ 改訂 長谷川式簡易知能評価スケール
Höhn & Yahrの重症度分類　*76*

I

IADL（instrumental activities of daily living）*32, 60, 78*

M

MMSE（Mini Mental State Examination）*58, 76*
MMT（Manual Muscle Testing）☞ 徒手筋力テスト
muscle tone ☞ 筋緊張

P

PASAT（Paced Auditory Serial Addition Task）*59*
Pusher症状　*156*

Q

QOL　*22*

R

Reyの図形模写　*142*
Reyの複雑図形　*59, 128*
ROM-T（Range Of Motion Test）☞ 関節可動域テスト
ROM練習　*79*

S

SF36（Short-form 36-Item Health Survey）*78*
SLTA（Standard Language Test of Aphasia）☞ 標準失語症検査

T

TMT-A（Trail Making Test）*59, 121*
T字杖　*46*

W

WAB（Western Aphasia Battery）☞ ウエスタン総合失語症検査
WAIS-Ⅲ　*58*
WAIS-R　*58*
Wernicke-Mann肢位　*41*

和文

あ
アパシー 73
アルバートの線分抹消検査 59
悪循環 30

い
意識化 13
意識・覚醒の低下 55
意識転換 243
意味ある作業 32, 136
意味記憶 56
異常感覚 44
異常姿勢 78
移乗動作 51
　──能力 162
移動能力 23, 45, 89, 123
移動練習 25
依存 3, 4, 55
易転倒性 74
胃瘻 73
一次的機能障害 75

う
うつ 21, 217
ウェクスラー記憶検査改訂版 59
ウエスタン総合失語症検査 58
運動 36, 42, 50, 224
運動過小・過多 76
運動スピード調節 52
運動麻痺 20, 45
運動療法 22, 23, 80, 90

え
エピソード記憶 56
嚥下障害 73

炎症反応 219
円背 19, 49, 192

お
オン・オフ現象 73, 76, 77, 80
折りたたみナイフ現象 40
屋外歩行 68, 96
　──練習 70, 171, 184
屋内歩行 68
　──練習 70

か
かな拾いテスト 121
かるがも's 238
可視化 140
可動域制限 68, 75
下肢筋力強化練習 176, 184, 226
下肢屈曲共同運動パターン 46
下肢失調症状 51, 111, 119
下肢測定 65
下腿三頭筋 41
荷重練習 47
寡動 77
化膿性脊椎炎 216
仮面様顔貌 195
臥床時間 24
介護タクシー 198
介護保険事業者 238
介護予防教室 237
介助歩行 20, 53
階段昇降練習 141, 184, 229
改訂 長谷川式簡易知能評価スケール 58, 121
回復過程 41
回復期 31

外出先拡大 105
外出頻度 90
片麻痺 20, 40, 45, 94, 102, 127, 134, 137, 151
感覚障害 44, 45, 127
感覚麻痺 20
感情コントロール障害 116
環境整備・調整 22, 30, 71, 196
観察評価 35
関節可動域テスト 64
関節拘縮 83, 87
関節包外・包内 63, 64
完全麻痺 42
眼球運動 74, 77
眼瞼下垂 195

き
記憶障害 56, 59
起居動作 88
起立性低血圧 87
器質的病変 58
機能回復 32
基本動作能力 22, 23
逆唱 121
客観視 17, 107, 130
急性期 31
協調運動障害 50
協調性向上 52
協働 30
胸椎圧迫骨折 188
胸腰椎多発骨折 188
共同運動障害 50
共同運動パターン 41, 42, 43
筋活動向上 47

筋緊張　*40, 50, 73*
筋疲労　*75*
筋力強化練習　*69, 171*
筋力低下　*21, 63, 75, 87*
筋力テスト　*90*
筋力トレーニング　*79*

く
クローヌス　*41*
屈筋共同運動　*43*

け
経過観察　*168*
経管栄養　*73*
計算障害　*57*
痙縮　*40*
痙性　*41, 42*
頸部筋緊張の異常　*74*
血圧変動　*76*
健康管理　*12, 36, 224*
健側優位動作パターン　*46*
肩手症候群　*49*
見当識障害　*87*
言語機能　*57*
言語聴覚士　*204*
言語聴覚療法　*114*

こ
コース立方体組み合わせテスト　*58*
コップつかみ運動　*50*
コミュニケーション　*5, 85, 90, 199*
股関節運動　*163*
股関節屈曲制限　*68*
股関節伸展制限　*68*
呼吸器疾患　*22*
固縮　*76, 77, 200*

固定性向上　*52*
誤嚥　*75*
　──性肺炎　*199*
更衣動作　*143*
構音障害　*73, 85, 94*
口腔運動　*204*
口腔体操　*80*
高次脳機能　*54*
　──障害　*54, 134, 137, 147*
　──の向上　*34*
　──の評価　*60*
高齢者の筋力　*19*
　──強化　*214*
抗重力筋　*87*
抗パーキンソン病薬　*74*
拘縮　*49*
好循環　*30, 36, 224*
巧緻性　*34*
行動障害　*60*
行動性無視検査　*58*
硬膜下血腫　*161*
骨萎縮　*87*
骨接合術　*64*
骨密度減少　*63*
骨癒合　*63, 64*
言葉かけ　*5*

さ
作業　*28, 29, 31*
左右下肢交互運動　*52*
坐位姿勢の改善　*162*
坐位耐久性　*141*
坐位保持　*20*
在宅生活　*23*

残存能力　*60*

し
シーティング　*202, 204*
シューホーンブレース　*46*
ショートステイ　*203*
ジスキネジア　*73*
支援観の転換　*3*
支援の段階　*31*
視覚性検査　*59*
視床痛　*44*
弛緩性麻痺　*41*
仕事復帰　*185*
四肢運動失調　*52*
姿勢異常　*73*
姿勢修正の運動　*79*
姿勢障害　*73, 75, 76, 198, 200*
自己管理　*12, 36, 48, 61, 121, 145*
自己決定　*4*
自己採点　*140*
自己認識　*121, 125*
自主練習　*12, 26, 69, 91, 96, 103,*
　　163, 167, 171, 177, 197, 218,
　　227, 230, 232
自動運動　*210*
事前情報　*58*
持続性注意　*56*
失行症　*13, 57, 60*
　──の検査　*58*
失語症　*13, 57, 60, 102*
　──検査　*58*
質的変化　*41*
社会資源　*30, 76*
社会的行動障害　*55*

255

社会的な役割　146
灼熱痛　44
主体性　13, 130, 136
手段的日常生活活動　☞ IADL
習慣化　20, 214
修了のタイミング　10
終末期　31
住環境整備　79
住民主体　237
書字検査　59
小字症　84
小脳出血　109
小脳・脳幹障害　50
情動コントロール障害　55
情報共有　131, 236
触診　40
褥瘡　87
伸筋共同運動　43
神経心理ピラミッド　54, 55
神経難病　21, 22
進行性核上性麻痺　72, 75, 195
進行性疾患　193
心疾患　22
心的エネルギー　54
心理社会機能　32
心理的うつ傾向　87
心理的抵抗　34
振戦　50, 73, 76, 77
身体機能　22, 24, 30, 32, 45, 193
身体障害　147
身体状態の評価　24
深部感覚　20, 44, 45
信頼関係　158

人工股関節置換術　209
人工骨頭置換術　63
人的環境　29, 32

す
すくみ足　84, 192, 199
すり足歩行　19
ストレッチ運動　79
スポーツ分野　23
図形模写　59
遂行機能　122
　──障害　57, 60, 110, 127, 136
錐体外路症状　76
錐体路障害　40
睡眠障害　76
睡眠リズム　59
髄内釘ねじ横止め法　64
数唱　121

せ
生活環境の調整　76
生活期　31
　──の支援　30
生活機能障害分類　76
生活行為向上マネジメント　33
生活の再構築　30, 126
生活の質　☞ QOL
生活範囲の拡大　26, 178
生活リズム　36, 59, 90, 224
生活歴　90
整形外科疾患　22
制度的環境　29, 32
潜在能力　29
選択性注意　56
線分二等分検査　59

全介助状態　75
全身状態の観察　19
前屈動作　51
前頭葉機能　122
前頭葉脳挫傷　109
全般性注意　56

そ
相互関係　28
足指手指試験　50
即時記憶　56
測定障害　50
側弯　75

た
多職種協働　233
多動性　151
他職種との協働　27
退院時の報告書　35
体幹回旋運動　163
体幹強化練習　113
体幹筋力強化練習　176
体幹失調　52, 110
体幹動揺　51
体重支持　45
体力測定　239
対人関係の障害　55
大腿骨近位部骨折　63
大腿骨頸部骨折　63, 170, 175
大腿骨人工骨頭置換術　170, 175
大腿骨転子部骨折　64
大腿切断　151
大脳の病変　57
大脳皮質基底核変性症　72
代償手段　32, 60

代償動作　77
脱臼　49
脱抑制注意障害　138
短下肢装具　46
短期記憶　56
担当者会議　9, 17, 199, 207, 236

ち
チェックリスト　61, 131
地域拠点　23
地域包括支援センター　238
知能検査　58
注意機能向上　141
注意事項解除　64
注意障害　56, 60, 110, 127, 136
　　——の検査　58
中枢性麻痺　41
長下肢装具　45
長期記憶　56
聴覚性検査　59
調整技術　32

つ
通所サービス　139

て
手続き記憶　56
低緊張状態　40
転換性注意　56
転倒　63
電動車椅子　26

と
トレンデレンブルグ徴候　67, 70
ドパミン　74
徒手筋力テスト　41, 64
動作緩慢　73, 77

動作分析　22
歳相応の改善　20
突進現象　73, 84

な
内反尖足　46
内部疾患　22, 46, 90

に
二次的機能障害　11, 12, 75, 79, 168
日常生活活動　☞ ADL
日常生活のサイクル　36
日常動作練習　90
日内変動　76, 80
日中坐位の安定　204
日本版リバーミード行動記憶検査　59
認知機能　30, 74

の
脳外傷後四肢麻痺　161
脳血管疾患　22, 40
脳梗塞　102, 127, 151
脳出血　94, 137
脳性麻痺　23

は
バランス運動　79
バランス障害　51
パーキンソン体操　80
パーキンソン病　21, 72, 75, 188
　　——関連疾患　72
パターン化　61
長谷川式簡易スケール　76
配分性注意　56
廃用症候群　21, 87, 216

廃用症状　89, 209, 218
鼻指鼻試験　50
半側空間無視　56, 59, 127, 138, 151
反張膝　47

ひ
非運動症状　73
疲労　59
膝関節人工関節置換術　183
左半側無視　60
表在感覚　20, 44, 45
標準失語症検査　58
標準注意検査法　58
頻尿　76

ふ
フィードバック　61, 101, 117, 130, 148
フォロー　18, 108, 214
ブルンストロームステージ　42
ブルンストロームテスト　41, 42, 45
不随意運動　77
複合数字抹消検査　59
福祉機器・用具　32, 76, 79, 199
物理的環境　29, 32
物理療法　22
分離運動　46

へ
平衡障害　50
変換運動障害　50
変形性膝関節症　180

ほ
ボトックス　103
ポジショニング　47, 111, 148

257

歩行器歩行　115, 181, 226
歩行練習　22, 25, 53, 141, 228
歩容の評価　47
包括的なサポート体制　197
方向性注意　56
　　──障害　☞ 半側空間無視
訪問看護　200, 219
訪問頻度　10, 136
　　──の調整　108
訪問理学療法　23, 24
訪問療法　17, 246
本人の役割　7

ま

末梢性麻痺　41

み

三宅式記銘力検査　121

む

無動　76, 77

め

めまい　51
面接技術　32

も

モチベーション　136
目標設定　25, 32
物語記憶　121

よ

予後予測　25, 233
予防　12
　　──期　31
　　──分野　23
酔っぱらい歩行　50

り

リスク管理　46, 178
リハビリテーション会議　9
リラクゼーション　79, 193
理学療法　22
離床時間　24
立位保持　20
　　──練習　163, 228
量的変化　41

れ

レーヴン色彩マトリックス検査　58
連合反応　44

ろ

ロンベルグ試験　50

わ

ワイドベース歩行　50

> 修了事例から学ぶ
主体性をひきだす
訪問理学・作業療法

定価(本体3,200円+税)

2019年11月30日　第1版

著　者　中島鈴美, 大島 豊, 藤田真樹, 長谷川 幹
発行者　梅澤俊彦
発行所　日本医事新報社　www.jmedj.co.jp
　　　　〒101-8718　東京都千代田区神田駿河台2-9
　　　　電話　03-3292-1555(販売)・1557(編集)
　　　　振替口座　00100-3-25171
印　刷　ラン印刷社

©中島鈴美, 大島 豊, 藤田真樹, 長谷川 幹 2019 Printed in Japan
ISBN978-4-7849-6198-6　C3047　¥3200E

・本書の複製権・翻訳権・上映権・譲渡権・公衆送信権(送信可能化権を含む)
　は(株)日本医事新報社が保有します。
・ JCOPY ＜(社)出版者著作権管理機構 委託出版物＞
　本書の無断複写は著作権法上での例外を除き禁じられています。複写される場
　合は, そのつど事前に, (社)出版者著作権管理機構(電話 03-3513-6969,
　FAX 03-3513-6979, e-mail:info@jcopy.or.jp)の許諾を得てください。